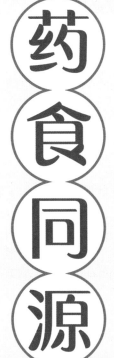

编著 刘恩钊

话养生

药食同源

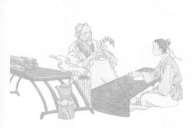
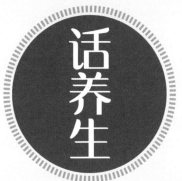
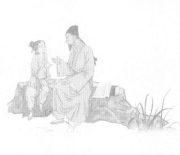

人民卫生出版社
·北京·

图书在版编目（CIP）数据

药食同源话养生 / 刘恩钊编著 . —北京：人民卫生出版社，2023.2

ISBN 978-7-117-32542-4

I.①药… II.①刘… III.①食物养生 IV.①R247.1

中国版本图书馆 CIP 数据核字（2021）第 269100 号

| 人卫智网 | www.ipmph.com | 医学教育、学术、考试、健康，购书智慧智能综合服务平台 |
| 人卫官网 | www.pmph.com | 人卫官方资讯发布平台 |

药食同源话养生
Yaoshitongyuan Hua Yangsheng

编　　著：刘恩钊
出版发行：人民卫生出版社（中继线 010-59780011）
地　　址：北京市朝阳区潘家园南里 19 号
邮　　编：100021
E - mail：pmph @ pmph.com
购书热线：010-59787592　010-59787584　010-65264830
印　　刷：北京华联印刷有限公司
经　　销：新华书店
开　　本：710×1000　1/16　印张：9
字　　数：134 千字
版　　次：2023 年 2 月第 1 版
印　　次：2023 年 3 月第 1 次印刷
标准书号：ISBN 978-7-117-32542-4
定　　价：60.00 元

打击盗版举报电话：010-59787491　E-mail：WQ @ pmph.com
质量问题联系电话：010-59787234　E-mail：zhiliang @ pmph.com
数字融合服务电话：4001118166　E-mail：zengzhi @ pmph.com

作者简介

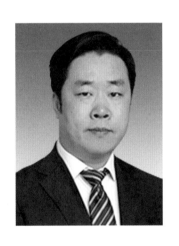

刘恩钊,男,北京人,毕业于北京中医药大学,中医学硕士,中医养生科普作家、资深药考培训专家。自幼学习传统中医及中国传统文化,师从多位全国知名中医药专家。深耕传统中医养生理论,对传统中医临床及养生理论在现代社会的应用研究颇具心得。著有中医科普系列之《感冒(英文版)》《极简中医入门》《实用中医中药入门》《常见病中西药用药指导》《中医药预防与诊疗感冒》《国家执业药师资格考试全考点实战通关必备》系列丛书、《国家执业药师职业资格考试实战金题演练》系列丛书。多次受邀录制北京卫视《养生堂》、中央电视台《中华医药》等节目。

前言

自 2020 年抗击新型冠状病毒感染疫情以来，中医药在这次抗疫斗争中取得的成绩有目共睹，民众对于中医药的热情比之前任何时候都要高昂。中医药全程、全方位参与到抗疫斗争中，从对新型冠状病毒感染高风险人员的中医药干预，到轻型、中型患者的中医药治疗，再到重症、危重症患者的中西医结合救治，以及恢复期患者的中医药调治；从以中药汤剂、中成药为代表的中药治疗，到针刺、艾灸、耳穴压豆、八段锦、中药香囊、药膳等众多中医药预防、治疗、康复手段，尽展中医药的风采。

随着人们健康意识的逐渐提高，国家对中医药的投入不断增多，中医药在百姓心目中的地位越来越高，越来越多的百姓希望了解中医药相关知识。受北京灵素书院的邀请，笔者根据多年的临床和教学经验积累，对传统中药进行了一系列的深度讲解，包含中药的由来、中药在历代本草中的描述、中药的现代功效、中药的保健作用、中药的应用对比、中药的配伍方法、中药组方方法及现代药理学研究等方面的内容，汇集而成了《刘恩钊精解本草》系列课程。因大家对药食同源类中药十分感兴趣,故特将该系列课程之药食同源类本草中的重要内容汇编成册出版,目的是更好地让中医药惠及百姓,让更多的人群从中医药中受益,让百姓能从日常生活中,便捷地体验到传统中药对人体的养生保健作用。

本书内容主要根据 2014 年国家卫生和计划生育委员会公布的 101 种药食同源品种名单以及 2019 年国家卫生健康委员会会同国家市场监督管理总局联合发布的《党参等 9 种试点按照传统既是食品又是中药材的物质名单》,选取了按照传统既是食品又是中药材的常用中药 44 味,介绍了其由来、传统功效、现代研究、保健作用,并从古代医药、食疗养生著作如《食疗本草》《千金翼方》《本草纲目》中遴选了由这些中药组成的经典食疗名方,结合现代食疗方,介绍了常用 60 余种简便易学的药膳、药酒、代茶饮的原料、制作方法、适用人群等,充分体现了中医药预防为主,防养结合的医学理念,充分体现中医药简、便、验、廉的特点。

敬请广大读者在阅读本书时注意,书中的药膳不能代替药物的治疗作用。酒类药膳不适合儿童、青少年、孕妇、酒精过敏者、司机、操作精密仪器者、高空作业者等特殊人群。

本书适合各类人群阅读。由于作者水平有限,加之编写时间仓促,书中不妥之处还望读者批评指正。

刘恩钊

2023 年 2 月

目录

1. 淡豆豉的由来

豆豉是我国传统发酵豆制品(图1)。古代称豆豉为"幽菽",也叫"嗜"。其最早的记载见于汉代刘熙《释名·释饮食》一书中,被誉为"五味调和,需之而成"。公元2至5世纪的《食经》一书中还有"作豉法"的记载。古人不但把豆豉用于调味,而且将其入药,对它极为看重。《汉书》《史记》《齐民要术》《本草纲目》等书中都有关于豆豉的记载,其制作历史可以追溯到先秦时期。据记载,豆豉的生产最早是由江西泰和县流传开来的,后经不断发展和提高,使豆豉成为独具特色并为人们所喜爱的调味佳品,而且传到海外。豆豉以黑豆或黄豆为主要原料,利用毛霉、曲霉或者细菌蛋白酶的作用来分解大豆蛋白质,达到一定程度时,通过加盐、加酒、干燥等方法,抑制酶的活力,延缓发酵过程而制成。豆豉的种类较多,按加工原料分为黑豆豉和黄豆豉,按口味可分为咸豆豉和淡豆豉。而我们现在使用的淡豆豉是用桑叶和青蒿水发酵而成的。

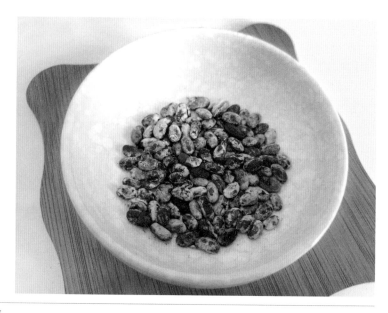

图1 淡豆豉

2. 淡豆豉的传统功效

淡豆豉是用青蒿和桑叶为辅料加工而成,青蒿、桑叶的药性均为寒凉,因此淡豆豉的药性亦为凉,其味为苦、辛,归肺、胃经,具有解表除烦、宣发郁热的作用。其药性平和,可用于外感表证之轻证,无论风寒、风热均可使用。但因其药力较弱,一般需配伍其他解表药。又因其辛散性凉,凉能清热,辛能散郁,因此可用于治疗外感热病,邪热内郁心胸而致虚烦不眠等症。常与栀子相伍使用。

3. 淡豆豉的现代研究

淡豆豉主要含有异黄酮类成分,包括大豆苷、黄豆苷等。它还含有维生素、多糖及微量元素。现代药理研究表明,淡豆豉具有微弱的发汗作用,还有健胃、助消化等作用。

4. 淡豆豉的保健作用

《珍珠囊》记载淡豆豉能"去心中懊侬,伤寒头痛,烦躁"。《名医别录》

也言其治"烦躁满闷,虚劳喘吸,两脚疼冷"。这些描述都与女性围绝经期(更年期)之症状有类似之处。淡豆豉有雌激素样作用。因为大豆中含微量的大豆异黄酮,异黄酮是典型的植物雌激素,大豆异黄酮既能代替雌激素与雌激素受体结合发挥雌激素样作用,又能干扰雌激素与雌激素受体结合,表现为抗雌激素样作用。因此,可以认为大豆异黄酮对雌激素具有双向调节作用。研究表明,其雌激素活性或抗雌激素活性主要取决于受试对象本身的激素代谢状态。对高雌激素水平者,如年轻动物和雌激素化的动物及年轻女性,它显示抗雌激素活性;对雌激素水平较低者,如幼小动物、去卵巢动物、绝经妇女,它显示雌激素活性。大豆异黄酮的雌激素样作用对老年女性和激素撤退相关的许多疾病如血脂异常、动脉粥样硬化和骨质疏松等,有一定的预防和治疗作用。淡豆豉对于改善女性围绝经期症状,效果良好。

5. 淡豆豉药膳

豉皮姜茶

原料:淡豆豉 6 克,陈皮 3 克,生姜 3 克。

制作方法:将淡豆豉、陈皮、生姜放入水中煎煮 10 分钟,过滤后,待温后服用。每天早晨或晚饭后饮用。

功效:消食降脂,保护心脑血管。

适用人群:血脂异常、糖尿病、高血压、高凝状态、动脉硬化、围绝经期综合征人群,症见食少腹胀、大便不畅、烦躁等兼有热象者。

二、山药

1. 山药的由来

早在《神农本草经》中就有关于山药(图2)的记载,当时称之为薯蓣,后来演变为薯蓣。后因唐代宗名李豫,为避讳其名,遂改名为薯药。到了宋代,又因宋英宗名赵曙,为避讳其名改名为现在的山药。我国食用山药已有三千多年的历史,早在秦汉之前就以山药作为一种主食来食用。山药在全国很多地区均有引种栽培,主产于河南、山西、陕西、河北与广西等地。产于河南古怀庆府(地理范围大致相当于如今的河南省焦作市一带)的山药,称为怀山药,自明代以后河南怀庆地区栽种的山药已成为市场主流。其"色白、根细、坚实",质量上乘,为道地药材。河南栽培的山药有6个栽培品种,分别为:铁棍山药、太古山药、黑皮山药、铁皮山药、玉皮山药、南阳山药。其中铁棍山药汁最少粉最多,久煮不散,被认为是药用的优良品种。

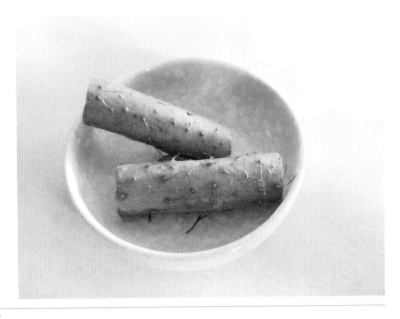

图2　山药

2. 山药的传统功效

山药味甘,性平,归肺、脾、肾经,具有补脾养胃、生津益肺、补肾涩精的功效。山药的功效可归纳为"三补两补":既能够补气,又能够补阴;上能补肺,中能补脾,下能补肾。其作用平和,补而不热不燥。对于脾虚泄泻、肺虚咳嗽、肾虚遗精滑泄、气阴两虚等证,山药有很好的治疗效果。对于久病不愈或病后虚弱者,山药可作为营养平补之品长期服用。此外,山药还有生津之功,适用于气阴两虚所致的消渴病(相当于现代医学中的糖尿病),症见多饮、多尿、多食、消瘦、乏力等。

3. 山药的现代研究

山药主要含有脂肪酸、多糖、蛋白质、氨基酸、微量元素等化学成分。其中山药多糖为其主要活性成分,主要由甘露糖、木糖、阿拉伯糖、葡萄糖和半乳糖组成。山药含有较丰富的蛋白质和较多种类的氨基酸,而且其所含人体必需氨基酸种类齐全,具有较高的营养价值。现代药理研究表明,山药有增强免疫功能、降血糖、调节胃肠功能、延缓衰老、保肝、抗肿瘤等作用。

4. 山药的保健作用

在《神农本草经》中，山药被列为"上品"，书中记载其具有"补虚赢，除寒热邪气，补中，益气力，长肌肉。久服耳目聪明，轻身不饥延年"的功效。山药富含黏蛋白，能保持血管弹性，预防动脉粥样硬化过早发生。同时山药含有大量的淀粉、糖蛋白和氨基酸等营养物质。《药性论》指出，"凡患人体虚赢者，宜加而用之"。现代药理研究表明其也具有增强免疫的功能，与古书观点一致，因此山药可作为食疗药膳长期服用，起到滋补强身、提高免疫力的作用。

此外，在《太平圣惠方》中，记载了用山药粉酒煎能"益颜色"的功效。李时珍也称其能"润皮毛"。山药通过补气养阴可以达到润泽肌肤、提亮肤色的作用，对于皮肤保养有一定的帮助。

5. 山 药 药 膳

(1)山药酒

原料：鲜山药250克，黄酒适量，葱一段，盐少许。

制作方法：鲜山药去皮，切成小段，捣成泥，锅中放入黄酒，加热煮沸，将捣碎的山药泥放入煮沸的黄酒中，将山药煮熟，然后放入葱段、盐，即成。

功效：健脾补肺益肾，补气养阴。

适用人群：工作、学习压力大、强度高，经常熬夜，肺脾肾不足，身体瘦弱，神疲乏力，气短懒言，腰膝酸软的人群。

(2)蓝莓山药(糖尿病患者不适合)

原料：鲜山药250克，蓝莓酱适量。

制作方法：鲜山药去皮，切成小段，上蒸锅蒸熟后，晾凉，放适量蓝莓酱调味，即可食用。

功效：健脾补肺益肾，补气养阴。

适用人群：工作、学习压力大、强度高，经常熬夜，肺脾肾不足，身体瘦弱，神疲乏力，气短懒言，腰膝酸软的人群。

三、山楂

1. 山楂的由来

北方的冬天,天寒地冻,但大街小巷的一抹抹红色,在万物萧条的季节平添了不少生机和活力——那就是一串串的冰糖葫芦。传统的冰糖葫芦以山楂为原料制成。山楂始载于《本草经集注》,又名红果、山梨、酸梅子、山里果子、山里红果、赤枣子,为蔷薇科植物山里红的干燥成熟果实(图3)。山楂树是我国特有的一种药果兼用的树种。山楂因产地不同而有南北之分。北山楂果实呈球形或梨形,个大圆厚,主要来源于我国的河北、山东、河南等地;南山楂又称野山楂,呈圆球形,比北山楂要小,有涩味,虽可食用,但入药较多,主产于江苏、浙江、云南、四川等地。药材以片大、肉厚、皮红、核少者为佳。

2. 山楂的传统功效

山楂味酸、甘,性微温,归脾、胃、肝经,具有消食健胃、行气散瘀、化浊降脂的功效。山楂消食作用强大,善消各种饮食积滞,因其含有大量脂肪酶,尤宜消油腻肉食,可治疗肉食积滞引起的腹胀腹满、嗳腐、反酸、腹痛腹泻、大便不爽等症。

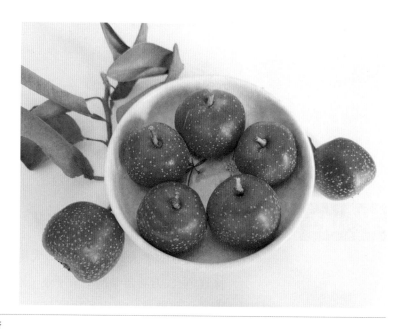

图3　山楂

本品性温，兼入肝经血分，能通行气血，活血祛瘀。因此，它可以治疗产后瘀阻腹痛、恶露行而不畅，以及瘀血导致的痛经、闭经、胸痹心痛等。此外，山楂有较好的化浊降脂之功，可用于治疗血脂异常以及冠心病、高血压等。山楂有生用、炒用之别，活血化瘀止痛多用生山楂，消食导滞宜用炒山楂。需要注意的是，脾胃虚弱而无食积以及胃酸分泌过多者须慎用。

《本草纲目》记载，山楂"生食多令人嘈烦易饥，损齿，齿龋人尤不宜也"。因此，龋齿患者不宜食用山楂。此外，山楂对子宫有收缩作用，在孕妇临产时有催生之效，并能促进产后子宫复原，因此妊娠期女性须慎用。

3. 山楂的现代研究

山楂含有多种有机酸类、黄酮类化合物、维生素类、糖类及矿物质等活性成分。现代药理研究表明，山楂具有助消化、降血压、降血糖、降血脂、抗氧化、强心、抑制血小板聚集、免疫调节、抗菌、抑制畸变、抗肿瘤、增强免疫功能等作用。

4. 山楂的保健作用

《本草纲目》记载，山楂能"化饮食，消肉积、癥瘕、痰饮、痞满吞酸、滞血痛胀"。《随息居饮食谱》言其能"醒脾气，消肉食，破瘀血，散结消胀，解酒化痰，除疳积，止泄痢"。其化饮食、消肉积、化痰、破瘀血、散结之功效，与现代医学所说的调节血脂的功效有密切的联系。山楂中所含的金丝桃苷和熊果酸为降血脂的有效成分。山楂具有明确的降低血脂、减轻动物肝脏内各类脂质沉积的作用，能有效地保护肝脏组织的生理、生化功能，对高脂血症和脂肪肝具有显著的防治作用。它也可以通过降脂来起到减肥的作用。因此，常过食油腻、煎炸、高糖食物的人群，可以山楂作为药膳服用。

山楂对于小儿更为适合。小儿往往饮食不节，尤其是在现代社会，小儿经常过食油腻、煎炸之品，如炸鸡等。一旦食积不消，进而化热，又遇外感，经常导致上呼吸道感染，出现咳嗽等症。因此，在过食油腻、煎炸之品后，吃一点山楂制品，如糖葫芦、山楂糕、山楂条、山楂片等，有很好的消食作用，可减轻食积化热所带来的后果。

对于脾胃虚弱、饮食不消的患者，李时珍建议："凡脾弱食物不克化，胸腹酸刺胀闷者，于每食后嚼二三枚，绝佳。"但其也指出山楂不宜多服，多食反而会克伐脾胃之正气。

5. 山 楂 药 膳

(1) 山菊决明饮

原料：山楂 10 克，菊花 5 克，决明子 10 克。

制作方法：将上述三味药用开水浸泡 20 分钟后即可饮用。

功效：消食降脂。

适用人群：饮食不节，暴饮暴食，油腻肉食食用较多，消化不良，口腔异味，口中黏腻，口干，皮肤油腻，血脂异常的人群。

(2) 炒红果（糖尿病患者不适合）

原料：山楂 500 克，冰糖 150 克，食盐 1 克。

制作方法：山楂清洗干净，去核。砂锅中倒入清水，将处理好的山楂和盐放入水中,大火煮沸后,撇去上沫,中火煮至水减。加入冰糖,至锅中水分基本收干即可关火。待凉后,可淋少许蜂蜜,即可食用。

功效:消食开胃。

适用人群:饮食不节,暴饮暴食,过食油腻肉食,消化不良,血脂异常的人群。

四、乌梅

1. 乌梅的由来

乌梅始载于《神农本草经》,为蔷薇科植物梅的干燥近成熟果实(图4)。我国是梅的原产地,已经有近四千年栽培梅的历史。秦岭淮河以南均有栽培及野生梅分布。其主要产地在四川、福建、浙江三省。四川省的乌梅产量居全国首位,但从质量方面来讲,以福建和浙江两省的乌梅品质较佳。乌梅中含有丰富的有机酸。其质量以个大、核小、柔润、肉厚、外皮乌黑色、不破裂、味极酸者为佳。曹操疲惫之师望梅止渴的故事大家都耳熟能详,唐代诗人罗隐有诗赞曰:"天赐胭脂一抹腮,盘中磊落笛中哀。虽然未得和羹便,曾与将军止渴来。"《本草纲目》有言:"梅实采半黄者,以烟熏之为乌梅。"乌梅的加工方法主要有熏制法、晒干法和烘制法。用熏制法炮制的乌梅色黑、肉厚、油润;用晒干法和烘干法炮制的乌梅色淡、干瘪、果肉薄。以熏制法炮制的乌梅中有机酸的含量也相对略高。

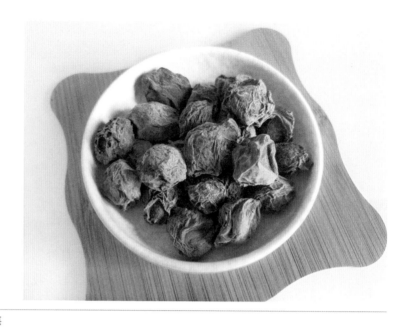

图 4 乌梅

2. 乌梅的传统功效

乌梅味酸、涩,性平,归肝、肺、脾、大肠经,具有敛肺、涩肠、生津、安蛔之功效。其味酸涩,能收敛肺气,止咳喘,适用于肺虚久咳,少痰,或干咳无痰。但要注意的是,痰多或新病外感之咳嗽不宜单独使用乌梅。本品归大肠经,具有涩肠止痢之功,常用于治疗久泻、久痢的患者。同样应注意,因为其酸涩,因此湿热泻痢者不宜使用。"望梅止渴"人尽皆知。乌梅善于生津液,止烦渴,可用于虚热消渴之病证。现代也常将其用于糖尿病的治疗。此外,蛔虫的性质是"蛔得酸则静",乌梅味极酸,因此它有安蛔止痛之功效,可用于蛔虫病的治疗。临床上还有乌梅炭,可以用于女性崩漏下血,以及便血等出血病证。

特别要注意的是,由于本品具有较强的收涩之力,故而外有表邪(感冒)或内有实热积滞者不宜服用,以免"闭门留寇"。

3. 乌梅的现代研究

乌梅味酸,是因为它含有丰富的有机酸,如枸橼酸、柠檬酸、苹果酸、草酸等。乌梅还含有甾醇类、氨基酸、挥发油、脂类等。现代药理研究表明,乌梅具有镇咳、抗菌、驱虫、抗肿瘤、抗过敏、止血、抗休克、增强免疫等作用。

4. 乌梅的保健作用

常见的梅子分为两种:未成熟的梅子颜色是青色的,称为青梅;成熟了以后,就变成了黄色,称之为黄梅。青梅味道很酸,一般不直接食用。药用乌梅是将接近成熟的青梅低温烘干后闷至色变黑或用烟熏后颜色变黑而成,故称乌梅。乌梅经过糖的加工后,就成了蜜饯乌梅。也有用黄梅制作的蜜饯乌梅,颜色是黄色的。我们常吃的话梅,就是用成熟的黄梅来制作的。如果用作保健,宜选用药用乌梅。

《神农本草经》言其能"下气,除热烦满,安心,止肢体痛",陈藏器言其能"止渴调中,祛痰治疟瘴"。夏季炎热酷暑,暑气能升散,伤津耗气,由于乌梅味酸,具有收敛之功效,因此能缓解由于夏季暑热造成的汗出过多、口干口渴、心慌气短、心烦等症状,可以作为应对夏季暑热气候的保健食品食用,但要注意不宜多食。《随息居饮食谱》记载:"梅……多食损齿,生痰助火,凡痰嗽、疳膨、痞积、胀满、外感未清,女子天癸未行,及妇女经期,产前产后,痧痘后并忌之。"

5. 乌 梅 药 膳

酸梅汤(糖尿病患者不适合)

原料:乌梅30克,山楂20克,甘草10克,冰糖适量。

制作方法:先将乌梅、山楂、甘草放入清水中浸泡30分钟,然后开火煮开。煮开后将火开为小火熬制40分钟左右。40分钟后加入适量冰糖,然后再盖上锅盖,煮10分钟左右即成,晾凉后饮用。

功效:解暑敛汗,生津止渴。

适用人群:夏季长期处在暑热环境中的人群以及秋季容易干燥的人群。

五、木瓜

1. 木瓜的由来

木瓜作为药用,始载于《名医别录》,为蔷薇科植物贴梗海棠的干燥近成熟果实。木瓜以产于安徽宣城为佳,因而得名"宣木瓜",也即药用木瓜。在古代,木瓜是传递友情、爱情的使者。《诗经·卫风·木瓜》这样记载:"投我以木瓜,报之以琼琚,匪报也,永以为好也!"。宣木瓜花木可供观赏,南宋著名诗人杨万里曾为其吟诗:"天下宣城花木瓜,日华露液绣成花。"宋代名医许叔微在《普济本事方》中记载了一则关于木瓜的有趣故事:安徽广德顾安中外出,偶然腿脚肿痛,不能行走,只好乘船回家。在船上,他将两脚放在一包装货的袋子上,下船时突然发现自己腿脚肿胀疼痛竟然好了许多,感到十分惊奇,就问船家袋中装的是何物? 船家回答是宣州木瓜。顾安中回家后,就买了一些木瓜切片,装于袋中,每日将脚放在上面,不久,他患的腿脚病就痊愈了。虽然这则故事的真实性待考,但也从某个角度说明了木瓜具有治疗风湿痹痛的功效。木瓜质量优者,外皮抽皱、内外紫红色、肉厚、质坚实、味酸。

2. 木瓜的传统功效

木瓜味酸性温,归肝、脾经,具有舒筋活络、和胃化湿之功。因其味酸,入肝,善于舒筋活络,去除湿痹,常用于湿痹拘挛、腰膝关节酸重疼痛之证,效果良好。木瓜性温还入脾经,能和胃化湿,可治疗湿阻中焦之吐泻转筋,以及暑湿上吐下泻之证。此外,木瓜还有一定的消食作用,能治疗消化不良之证。同样因其味酸,可生津止渴,用于治疗津伤口渴之证。但要注意,胃酸过多者不宜服用木瓜,以免加重对胃黏膜的刺激。

3. 木瓜的现代研究

木瓜主要含有齐墩果酸、熊果酸等,还含有黄酮类、有机酸类、三萜类、皂苷类、糖类、鞣质。现代药理研究表明,木瓜具有镇痛、抗炎、保肝、松弛胃肠平滑肌、抗肿瘤、抗菌等作用。

4. 木瓜的保健作用

药用木瓜虽然味道欠佳,但是功效卓著,对于风湿、类风湿关节炎之筋脉屈伸不利者,有很好的预防和治疗作用。需要注意的是,《食疗本草》指出,木瓜"不可多食,损齿及骨",因此在食用的时候应予以注意。

药用木瓜味酸,个头较小,而我们平时食用的水果木瓜(图5)味甘甜,个头较大,原产于热带美洲,由于我国自古习惯将国外称番地、番邦,故名其为"番木瓜"。目前,在我国木瓜主要产于广东、海南、台湾等地,是岭南四大名果之一,与味酸的药用木瓜的性味、功效均不相同。番木瓜中含有大量水分、碳水化合物、蛋白质、脂肪、多种维生素及多种人体必需的氨基酸,可有效补充人体的养分,有健脾养颜等作用。同时,其所含的木瓜酶对乳腺发育很有助益,有催奶的效果。

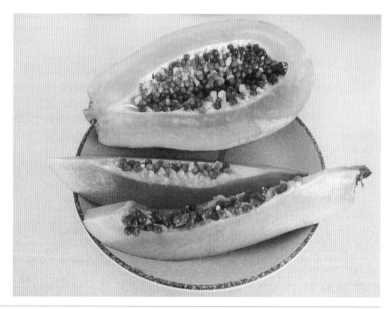

图5 水果木瓜

5. 木 瓜 药 膳

(1)木瓜汤(药用木瓜)(糖尿病患者不适合)

原料:药用木瓜 100 克,蜂蜜 100 克。

制作方法:将木瓜洗净,用锅蒸熟,去掉外皮,用工具研成泥状,加蜂蜜,拌匀,放入带盖的容器中,密封保存。每次食用 10 克左右,一日一次。

功效:舒筋活络化湿。

适用人群:患有风湿痹痛筋脉屈伸不利的人群。

(2)木瓜奶昔(水果木瓜)(糖尿病患者不适合)

原料:水果木瓜 1 个,牛奶 500 毫升,蜂蜜适量。

制作方法:将木瓜洗净,去皮,去核,切成块状。将木瓜块、牛奶、蜂蜜一起放入食物料理机中,打成浓汁,倒出即可饮用。

功效:健脾养颜。

适用人群:一般人群均可饮用。

六、龙眼肉

1. 龙眼肉的由来

龙眼肉首载于《神农本草经》,为无患子科植物龙眼的假种皮(图 6)。由于其外形像古代描述龙之目,故有龙眼之名。其成熟期在农历八月,古时称八月为"桂",而龙眼果实呈圆形,所以又称龙眼为桂圆。龙眼原产于我国广东、广西、福建等南方地区以及越南南部的亚热带区域,为华南四大珍果之一。在我国已有 2000 多年种植、食用龙眼的历史,它自古就被视为珍贵补品,在古代也被列为重要贡品。《本草纲目》记载:"食品以荔枝为贵,而资益则龙眼为良,盖荔枝性热,而龙眼性和平也。"

2. 龙眼肉的传统功效

龙眼肉味甘,性温,归心、脾经,具有补益心脾、养血安神之功效。其具有甘而不滋腻、不壅气的特点,善于治疗心脾两虚、气血不足引起的身体瘦弱、乏力、头晕、面色萎黄、心悸、健忘、失眠等症。它也可作为年老体弱者或大病之后气血不足者的调补良药。在《红楼梦》第 116 回中,讲到了经过抄家后,宁荣两府败落,宝玉疾病

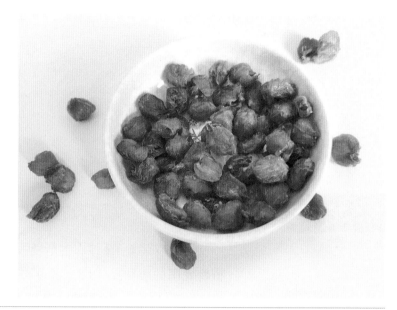

图6　龙眼肉

缠身,反反复复昏厥。一日宝玉又昏厥过去,梦游了太虚幻境,可吓坏了众人,待到宝玉醒来,"众人正在哭泣,听见宝玉苏来,连忙叫唤。宝玉睁眼看时,仍躺在炕上,见王夫人、宝钗等哭的眼泡红肿。定神一想,心里说道:'是了,我是死去过来的。'逐把神魂所历的事,呆呆的细想。幸喜多还记得,便哈哈地笑道:'是了,是了。'……这里麝月正思自尽,见宝玉一过来,也放了心。只见王夫人叫人端了桂圆汤,叫他喝了几口,渐渐的定了神。王夫人等放心,也没有说麝月,只叫人仍把那玉交给宝钗给他带上"。可见,曹雪芹早已对于龙眼肉(桂圆肉)宁心安神的功效了如指掌。

但要注意的是,龙眼肉因其性偏温,作为水果,不宜多食,否则会出现"热象"。尤其是有急性炎症的患者,不宜使用龙眼肉。

3. 龙眼肉的现代研究

关于龙眼肉的现代研究不多。龙眼肉营养丰富,其主要成分为葡萄糖、果糖、蔗糖、脂肪、蛋白质、腺嘌呤、胆碱、胡萝卜素、维生素 K、视黄醇、视黄素、维生素 C 等。现代药理研究表明,龙眼肉具有抗氧化、降血糖、抗焦虑、免疫调节、抗肿瘤、抗衰老、抗应激等作用。

4. 龙眼肉的保健作用

龙眼有益智的别称。因其"甘味归脾,能益人智,故名"。《神农本草经》记载其"主五脏邪气,安志厌食。除蛊毒,去三虫。久服强魂聪明,轻身不老,通神明"。通神明的表述自然有夸张的成分,但其益智的作用在《本草纲目》中也有相应的记载,谓其"开胃益脾,补虚长智"。龙眼肉是通过健脾以补益气血,从而达到健脑增智的功效的。因此,龙眼肉常可作为脑力工作者的补益佳品。经常用脑的人群,看似没有体力活动,但却暗耗心脾气血,龙眼肉补益心脾气血,血足则神旺,故能改善脑疲劳,益智聪明。

但也有研究表明,龙眼肉能抑制催乳素的分泌,提高孕激素的含量,如产妇产后食用较大剂量的龙眼肉,可能导致乳汁明显减少、子宫复旧不良等。因此产后须慎用。

5. 龙眼肉药膳

(1)龙眼羹(糖尿病患者不适合)

原料:龙眼肉 100 克,蜂蜜 30 克,茯苓 50 克。

制作方法:将龙眼肉与蜂蜜放入瓷碗中,拌匀。蒸锅中加入足量的水,放入茯苓,用加入茯苓的水隔水蒸龙眼肉 30 分钟,放凉后食用龙眼肉。

功效:补益心脾气血,宁心安神。

适用人群:用脑过度,心脾两虚,气血不足,睡眠质量差,早醒的人群。

(2)龙眼莲子粥

原料:龙眼肉 20 克,莲子 20 克,大米 100 克,蜂蜜适量(糖尿病患者可不用)。

制作方法:将龙眼肉、莲子和大米,一起放入容器内,煮至米熟,加入适量蜂蜜,即可。

功效:健脾补血,养心安神。

适用人群:用脑过度,心脾两虚,气血不足,头晕心悸,失眠多梦的人群。

七、决明子

1. 决明子的由来

"案上谩铺龙树论,盒中虚撚决明丸。"这是唐代大诗人白居易的诗句,诗中所指治疗眼疾的决明丸的主要原料就是决明子。古有诗云:"愚翁八十目不瞑,日数蝇头夜点星,并非生得好眼力,只缘长年饮决明。"可见,决明子一直以来都是中医眼科之要药,且以其明目之功来命名。决明子始载于《神农本草经》,为豆科植物决明或小决明的干燥成熟种子(图7)。它还有草决明、还瞳子等别称,为临床常用之中药。决明子主产于安徽、浙江、江苏、广东等地,以粒饱满、色绿棕者为质优者。

2. 决明子的传统功效

决明子味甘、苦、咸,性微寒,归肝、大肠经,具有清肝明目、润肠通便的功效。决明子历来作为眼科要药,可治疗肝火上炎所导致的目赤肿痛、羞明多泪;也可治疗风热上攻所导致的头痛目赤。决明子还有一定的益肝阴的作用,也可以作为肝肾阴虚、视物昏花的辅助药品,配合滋养肝肾之阴的药物来使用。

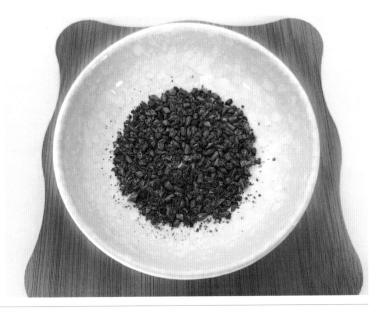

图 7　决明子(炒)

决明子还能够平抑肝阳,对于肝阳上亢引起的头晕、头痛或高血压,有较好的治疗作用。通常用决明子泡水治疗便秘,是取其味苦通泄、质润滑利的特性,可以治疗肠热津亏之便秘,症见大便干结如干球、排出困难。但是要注意,其他原因导致的便秘,尤其是虚性便秘,不宜单独使用决明子治疗。

3. 决明子的现代研究

决明子主含大黄酚、大黄酸、芦荟大黄素、决明子素等。现代药理研究表明,决明子具有降血压、降血脂、抗动脉粥样硬化、泻下、抗菌、保肝、抗血小板聚集、抑制病原微生物等作用。

4. 决明子的保健作用

决明子善于防治眼科疾病。《神农本草经》将决明子列为上品,谓其"主青盲、目淫、肤赤、白膜、眼赤通、泪出。久服益精光,轻身"。《本草正义》也对决明子治疗目疾的作用大加赞赏:"决明子明目,乃滋益肝肾,以镇潜补阴为义,是培本之正治,非如温辛散风,寒凉降热之止为标病立法者可比,最为有利无弊。"也就是说,决明子有补益的一面,乃治本之治法。现代研究表明,其具有较好的改善视力、抗眼疲劳的功效。另外,决明子含有较丰富的微量元素锌和维生素 A,这也可能与其明目作用有关。对于现代人常见的看书、看电脑、看手机时间过长后出现的眼干、眼涩、眼疲劳等症,决明子能起到一定的缓解作用。

通过动物实验发现,决明子可以降低实验动物的总胆固醇以及甘油三酯,从而抑制动脉粥样硬化斑块的形成。在临床研究中,也观察到了同样的结果。对于偏荤饮食的现代人,决明子有较好的保健作用。

5. 决明子药膳

决明杞菊饮

原料:决明子 5 克,枸杞子 5 克,菊花 3 克。

制作方法:将上三味以沸水冲泡 30 分钟后即可饮用。

功效:清肝明目,润肠通便,辅助降压。

适用人群:急躁易怒,目赤目涩,大便干燥,口干口苦,血压较高的人群。

八、百合

1. 百合的由来

百合始载于《神农本草经》,为百合科植物卷丹、百合或细叶百合的干燥肉质鳞叶(图8),主产于湖北、湖南、江苏、安徽、浙江等省。《本草纲目》记载:"百合之根,以众瓣合成也。或云专治百合病,故名。"江苏宜兴、湖南邵阳、甘肃兰州、浙江湖州四个地区栽培百合历史悠久,为全国"四大百合产区"。百合分为药用百合(卷丹、百合或细叶百合)和食用百合(川百合)两类。食用百合,习称大百合,从形态上来看它与药用百合基本相近。鳞茎盆较大,鳞叶较长,色较淡,表面多为类白色,气微,味甘,质较脆,断面角质样而微带粉性。其中兰州百合为川百合的变种,鳞茎白色,球形或扁球形,鳞片扁平,肥厚宽大,洁白如玉,品质细腻无渣,纤维少,含糖量高,香甜,苦味,故称兰州百合为甜百合,它是我国食用百合之最佳品种。

2. 百合的传统功效

百合味甘,性微寒,归心、肺经,具有养阴润肺、清心安神的功效。其作用平和,善于治疗阴虚肺燥之干咳少痰,咽干声哑,肺虚久咳,劳嗽咯血等,是滋养肺阴之要药。百合还入心经,能养阴清心,宁心安神,对于心经阴虚有热之失眠、心烦、心悸有很好的治疗作用。一般治疗心经之病,多用生百合;治疗肺经之病,多用蜜炙百合。

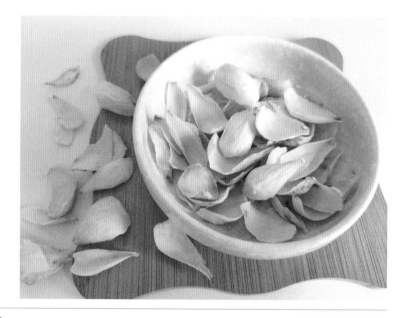

图8 百合

3. 百合的现代研究

百合中主要含有甾体皂苷类成分,如百合皂苷等,还含有糖及少量的秋水仙碱。现代药理研究表明,百合具有镇咳、祛痰、镇静、抗疲劳、抗缺氧、抑菌等作用。

4. 百合的保健作用

在百合的由来中,提到了百合病。在张仲景所著《金匮要略·百合狐惑阴阳毒病脉证治》篇中记载:"百合病者,百脉一宗,悉治其病也。意欲食复不能食,常默默,欲卧不能卧,欲行不能行,饮食或有美时,或有不用闻食臭时,如寒无寒,如热无热,口苦,小便赤;诸药不能治,得药则剧吐利,如有神灵者,身形如和,其脉微数。"通俗地讲,百合病就是以神志恍惚、精神不安为主要表现的一种情志病。类似于脏躁病(以精神抑郁,心中烦乱,无故悲伤欲哭,哭笑无常,呵欠频作为主要表现的情志疾病)。百合有甘敛之效,能收敛心神,滋阴清心,可治疗因心神不安引起的神志疾病,对于女性围绝经期出现的烦躁、失眠、易怒、善悲等症状有相当好的疗效。可用一味百合煮汤饮用或配合甘麦大枣汤(甘草、浮小麦、大枣)服用,效佳。

但要注意的是,由于百合有一定的收敛止血作用,故女性月经期应慎用。

5. 百合药膳

百合开心饮

原料:百合 50 克,小麦 10 克(若无小麦,可用浮小麦代替),大枣 5 枚。

制作方法:将百合、小麦、大枣洗净,大枣瓣开。将上三味放入容器中,加适量水煮沸,转小火煎煮 30 分钟,关火。过滤出清汁,放凉后即可饮用。

功效:养心安神,清心除烦。

适用人群:情绪波动较大,出现烦躁、失眠、易怒、善悲的人群。尤其对于女性处于围绝经期(更年期)出现上述症状者更为适合。

九、芡实

1. 芡实的由来

芡实，又名鸡头米，始载于《神农本草经》，被列为上品。芡实素有"水中人参"之称。宋代文学家、书法家、画家苏轼除诗词造诣颇高之外，据说还深谙养生之术。他认为"脾胃全固，百疾不生"。苏轼常将芡实煮熟后缓缓嚼咽，每天十至三十粒，并食用芡实粥。其到老年仍身健体壮，面色红润，与其喜食芡实有一定的关系。芡实为睡莲科植物芡的干燥成熟种仁(图9)，主产于江苏、山东、湖南等地。其有南芡和北芡之分。南芡为芡的栽培变种，种子较大，种仁圆整。北芡有野生也有栽培，质地略次于南芡，种子较小，种仁近圆形。南芡主要作为食品使用，而北芡则主要作为药用。芡实以身干、无虫蛀、颗粒饱满均匀、少碎屑、粉性足、无杂质、色泽白、粒上残留种皮为淡红色者质量为佳。

2. 芡实的传统功效

芡实味甘、涩，性平，归脾、肾经，具有益肾固精、健脾止泻、除湿止带的功效。其收涩之性较强，善治肾虚不固之腰膝酸软、遗精尿频等。

又因其收涩且健脾除湿,因此治疗脾虚湿浊下流引起的久泻、便溏等作用显著。此外,芡实又是治疗女性带下病的佳品。其对于脾虚带脉失约引起的带下清稀、色白量多等症,疗效显著。

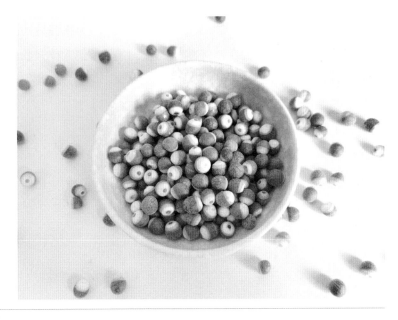

图9　芡实

需要注意的是,芡实具有收涩之性,有敛邪之弊,故外感、痢疾、便秘以及其他有邪实者应慎用。

3. 芡实的现代研究

芡实主含淀粉、蛋白质、脂肪、多种维生素等。现代药理研究表明,芡实具有一定的抗氧化和抗心肌缺血的功效。由于芡实富含多种人体必需的氨基酸、矿物质和维生素,参与多种酶和激素的合成,对人体免疫调节和骨骼生长有促进作用。

4. 芡实的保健作用

《神农本草经》记载:"芡实主湿痹腰脊膝痛,补中,除暴疾,益精气,强志,令耳目聪明。"《本草纲目》言其"止渴益肾,治小便不禁,遗精,白浊,带下"。可见其在治病及保健方面,均有突出的作用。脾为后天之本,肾为先天之本。芡实补脾,因其味甘;芡实固肾,因其味涩。《神农本草经百种录》记载:"鸡头实,甘淡,得土之正味,乃脾肾之药也。脾恶湿而肾恶燥,鸡头实淡渗甘香,则不伤于湿,质黏味涩,而又滑泽肥润,则不伤于燥,凡脾肾之药,往往相反,而此则相成,故尤足贵也。"很多祛湿的药物容易伤阴,很多补益的药物又容易增湿,而芡实健脾补肾,不燥不湿,可使人体强壮而又无过补、伤阴之弊,诚为人体保健养生、提高正气之佳品。可见苏轼芡实养生之法,所言不虚也。

芡实与山药均为平补佳品。芡实较山药涩性更强,山药除与芡实一样能益脾肾外,还兼补肺。当然二者也常并用,以协同增效。

5. 芡 实 药 膳

(1)杞实粥

原料:枸杞子10克,芡实20克,大米50克。

制作方法:将适量水烧开,下芡实,煮4~5沸,再下枸杞子,煮2~3沸,最后下大米,共煮至浓烂香甜,即成。每日空腹食用一次。

功效:健脾养胃,润泽皮肤,益肾健骨,聪耳明目。

适用人群:一般人群均可食用。尤其适合大便不成形,经常熬夜,用眼过度等辨证为肝肾脾亏虚的人群。

(2)芡实百合饮(糖尿病患者不适合)

原料:芡实30克,百合15克,蜂蜜15克。

制作方法:将芡实和百合放入容器中,加适量水煮沸后,转小火,煮1小时,关火。加入蜂蜜,即可服用。每日空腹食用一次。每周3~5次。

功效:健脾养胃,润泽皮肤,益肾健骨,聪耳明目。

适用人群:肾虚遗精、带下色白量多、尿频、失眠多梦的人群。

十、阿胶

1. 阿胶的由来

"春寒赐浴华清池,温泉水滑洗凝脂"。四大美人之一的杨贵妃,自诩天生丽质,不过却有人言其"铅华洗尽依丰盈,雨落荷叶珠难停。暗服阿胶不肯道,却说生来为君容"。说的是杨贵妃之所以肌如凝脂,乃是私下服了阿胶的缘故。阿胶始载于《神农本草经》,被列为上品。现行版《中国药典》规定,阿胶是马科动物驴的干燥皮或鲜皮经煎煮、浓缩制成的固体胶(图10)。阿胶以山东平阴县东阿镇所产者最为著名,故名阿胶。李时珍在《本草纲目》中称之为"圣药",与人参、鹿茸并称"中药三宝"。其以松脆气清者为佳,坚硬臭劣者质差。

阿胶在我国至少已有2000年以上的药用历史。历史上阿胶的来源比较复杂。早期的阿胶是以牛皮为主要原料,兼用猪、马等多种皮制成。魏晋南北朝时期陶弘景所著《名医别录》中明确记载:"(阿胶)生东平郡,煮牛皮作之,出东阿。"唐宋时期,驴皮、牛皮二皮通用。明代李时珍在《本草纲目》中写道:"大抵古方所用多是牛皮,后世乃贵驴皮。若伪者皆杂以马皮、旧革、鞍、靴之类,其气浊臭,不堪入药。当以黄透如琥珀色,或光黑如瑿漆者为真。"此后阿胶一直以驴皮入药,直至今日。

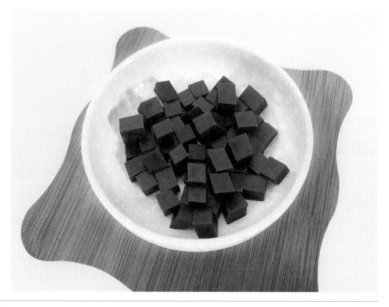

图10　阿胶

2. 阿胶的传统功效

阿胶是传统补血滋阴之佳品。其味甘,其性平,归肺、肝、肾经,具有补血止血、滋阴润燥的功效。阿胶是驴皮熬制而成,属于血肉有情之品,甘温质润,补血功著。其可治疗血虚诸证,表现为面色萎黄、眩晕、心悸等。由于其具有止血功效,因此对于出血所致血虚者尤为适用。除了养血作用显著外,阿胶还能养阴以滋肾水,故可以治疗热病伤阴、阴虚心烦不眠、虚风内动等。由于其还能归肺经,因此对于肺热阴虚引起的燥咳痰少、鼻燥咽干、痰中带血等作用卓著。

需要注意的是,阿胶为滋补之品且其性滋腻,因此感冒患者以及脾胃虚弱者不宜服用。阿胶入汤剂时,可以直接烊化,也可以用蛤粉炒成阿胶珠后入汤剂煎煮。

3. 阿胶的现代研究

现代研究表明,阿胶主要是由蛋白及肽类构成,经水解后得到多种氨基酸。阿胶还含有多种微量元素,其药理作用与其所含氨基酸和微量元素有关。阿胶有促进造血的功能,对缺铁性贫血有明显的补血作用;有显著增强机体免疫功能的作用;有提高耐缺氧、耐疲劳的作用;还有降低血液黏度、抗炎、抗肿瘤、抗休克等作用。

4. 阿胶的保健作用

阿胶因其补血效果明显,有补血"圣药"之称。《本草纲目》言其"主治心腹内崩,劳极洒洒如疟状,腰腹痛,四肢酸疼,女子下血,安胎。久服,轻身益气"。李时珍又进一步解释说:"阿胶大要只是补血与液,故能清肺益阴而治诸证。"现代研究表明,阿胶能明显提高红细胞、血红蛋白等含量,对缺铁性贫血和失血性贫血有显著疗效,且效果强于铁剂。阿胶中的甘氨酸通过调节血清铁,促进血红蛋白合成;精氨酸可使机体生长素和睾酮分泌增多,促进血红蛋白的合成;苏氨酸、组氨酸、赖氨酸均具有生血作用。这些都支持了阿胶在中医学中的传统"补血"功效。很多具有补血功效的食疗方中都用到阿胶。冬天可用阿胶制作养生膏滋来滋补养生。用阿胶、核桃、芝麻、大枣等制作成的阿胶糕,可作为补血佳品长期服用。

5. 阿 胶 药 膳

(1)阿胶糕(糖尿病患者不适合)

原料:阿胶 100 克,大枣 100 克,冰糖 100 克,核桃仁 100 克,黑芝麻 100克,黄酒 200 克。

制作方法:将阿胶用黄酒浸泡软,然后连酒带阿胶一起放入锅中,加热烊化,烊化后放入冰糖溶化,小火熬制至"挂旗"状态,将大枣、核桃仁、黑芝麻放入锅中,搅拌均匀,放入容器中,冷却后切片食用。

功效:滋阴补肾。

适用人群:阴血肾精不足之人。也可供大众冬季滋补使用。脾胃虚弱者不适用。

(2)阿胶羹

原料:阿胶 100 克,黄酒 100 毫升。

制作方法:将阿胶与黄酒同置在容器内,隔水加盖蒸约 2.5~3 小时,待阿胶全部溶化后,取出,即成。每日 1~2 次,每次 1 勺。

功效:滋阴补血。

适用人群:阴血不足之人。也可供大众冬季滋补使用。脾胃虚弱者不适用。

十一、麦芽

1. 麦芽的由来

麦芽名出《本草纲目》,入药则首载于《药性论》,又名大麦芽,是禾本科植物大麦的成熟果实经发芽干燥的炮制加工品(图11)。将麦粒用水浸泡,保持适宜的温度和湿度,待芽长出3~5mm左右,晒干或干燥。以色淡黄、粒大、饱满者为佳。

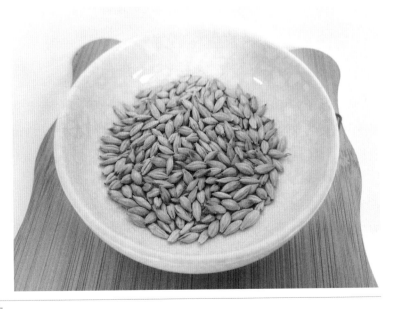

图 11　麦芽

2. 麦芽的传统功效

麦芽味甘,性平,归脾、胃经,具有行气消食、健脾开胃、回乳消胀的功效,能够促进淀粉性食物的消化。主要用于米面谷稻之食积、腹胀、大便不畅、小儿乳食停滞等。麦芽分为生麦芽和炒麦芽。其中炒麦芽具有回乳消胀的功效,可在女性需要断乳时使用。古语云:"麦芽炒用一两半,乳下滴滴化血红。"古人认为,用大剂量(60~120克)炒麦芽以后,哺乳期女性的乳汁就化为月经,从而断乳。此外,对于乳汁淤积,排出不畅,乳房胀痛都有很好的治疗作用。麦芽秉承春天生发之气,与五行之木类似,具有条达之性,能疏肝理气解郁,用于肝郁之两胁胀满,肝胃气痛效果良好。

但要注意,哺乳期妇女不需要断乳时不宜使用。在临床使用中,消食宜用生麦芽;开胃消食宜用炒麦芽;食积泄泻或脾虚泄泻用焦麦芽;通乳用小剂量,回乳用大剂量。

3. 麦芽的现代研究

麦芽含淀粉酶、转化糖酶、维生素 B、维生素 D、维生素 E,脂肪、乳酸、磷脂、糊精、麦芽糖、葡萄糖、胆碱等。现代药理研究表明,麦芽能轻度促进胃酸及胃蛋白酶分泌、抑制泌乳素分泌、降血糖、抗真菌等作用。

4. 麦芽的保健作用

《药性论》中记载,麦芽能"消化宿食,破冷气,去心腹胀满"。《医学启源》中言麦芽能"补脾胃虚,宽肠胃"。现代研究也表明,麦芽内含有的 α 淀粉酶和 β 淀粉酶,具有助淀粉类和糖类消化的作用。

《本草纲目》记载,大麦"消渴除热,益气调中,补虚劣,壮血脉,益颜色,实五脏,化谷食,止泻,不动风气。久食,令人肥白,滑肌肤。为面,胜于小麦"。麦芽之生发之气,助胃气上升,动脾气而资健运。对于人体之气上升不利,生发失职有很好的调节作用。日常服用大麦制品,有补虚消食之功,为补中有利、利中有补之良品。进一步体现了中医的"五谷为养"的原则。麦芽既是能量的来源,又能调节胃肠功能,使其更好地消化吸收,是不可多得的药食同源之佳品。

5. 麦 芽 药 膳

三仙饮（糖尿病患者不适合）

原料：炒麦芽 10 克，炒山楂 5 克，炒神曲 5 克，红糖适量。

制作方法：将炒麦芽、炒山楂、炒神曲放入容器内，加适量水煮沸后，转小火再煮 30 分钟，加入红糖少许，待红糖溶化后关火，即可饮用。

功效：消食化积。

适用人群：饮食不节、食积的人群，症见脘腹饱胀，不思饮食，或有恶心呕吐，大便不爽，大便、口气酸臭。

十二、鸡内金

1. 鸡内金的由来

鸡内金为雉科动物家鸡的干燥沙囊内壁(图12)。在《神农本草经》中很形象地称其为鸡肶胵里黄皮。鸡内金是在杀鸡后取出鸡肫,趁热立即剥下内壁,洗净,干燥而成。鸡内金质量优者,个大、色黄、完整而破碎少。

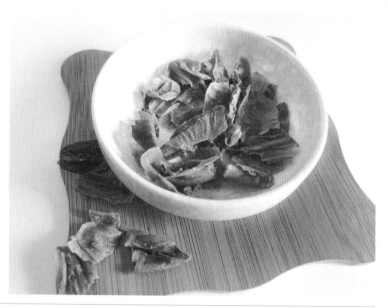

图 12　鸡内金

2. 鸡内金的传统功效

鸡内金味甘、性平,归脾、胃、小肠、膀胱经,具有健胃消食、涩精止遗、通淋化石的功效。作为血肉有情之品,鸡内金消食作用比植物药要强,又能健运脾胃,广泛用于米、面、薯、芋、乳、肉之食积证。如若食积病情不重,单味鸡内金研末服用即效。同时,鸡内金有一定的涩性,能够固精止遗缩尿。用于虚证的遗精、遗尿等症。此外,鸡内金为治疗胆结石、石淋证的常用药物,能化坚消石。同样对于结石轻症,单味研末服用即效。

3. 鸡内金的现代研究

鸡内金含有胃激素、角蛋白、微量胃蛋白酶、淀粉酶、多种微量元素、维生素以及氨基酸等。现代药理研究表明,鸡内金可提高胃酸分泌量,加快胃排空,增强胃蛋白酶、胰脂肪酶的活性。

4. 鸡内金的保健作用

《本草纲目》指出:"鸡内金……治小儿食疟,疗大人淋漓反胃,消酒积,主喉闭乳蛾,一切口疮,牙疳诸疮。"鸡内金在鸡体内用于研磨食物,因此,其功效主要集中在"消散"之作用上。中西汇通派代表人物张锡纯所著《医学衷中参西录》中这样记载:"鸡内金,鸡之脾胃也。中有瓷石、铜、铁皆能消化,其善化瘀积可知。(脾胃)居中焦以升降气化,若有瘀积,气化不能升降,是以易致胀满,用鸡内金为脏器疗法。若再与白术等分并用,为消化瘀积之要药,更为健补脾胃之妙品,脾胃健壮,益能运化药力以消积也。不但能消脾胃之积,无论脏腑何处有积,鸡内金皆能消之。"因此,平时可用炒鸡内金研粉吞服,对于小儿消化不良,成人各种结石症,各种瘀血病证,以及糖尿病有一定辅助治疗的作用。

5. 鸡内金药膳

内金大枣陈皮粥
原料:炒鸡内金 10 克,陈皮 5 克,大枣 10 克,大米 100 克。

制作方法：将鸡内金、陈皮洗净，大枣瓣开。将此三味药加适量水煮沸，转小火煎煮30分钟，去渣取汁。用过滤后的药汁煮大米，如水不够可适量加水，煮制米熟，即成。

功效：健脾消食。

适用人群：脾虚食积的人群，症见不思饮食，饭后腹胀，消化不良，消瘦面黄。

十三、大枣

1. 大枣的由来

大枣为鼠李科植物枣的干燥成熟果实(图13)。大枣历史悠久,首见于《诗经》:"六月食郁及薁,七月亨葵及菽。八月剥枣,十月获稻。"是人们爱不释手的养生佳品。从一个个民间谚语中,可以感受到大枣在养生中的地位。"一日吃三枣,六十不显老""天天吃红枣,一生不显老""一日食三枣,郎中不用找""五谷加红枣,胜似灵芝草""要想身体好,天天吃红枣""日食三枣,长生不老"。大枣自古以来就被列为"五果"(桃、李、梅、杏、枣)之一。据统计,全球大枣种质资源的98%以上、总产量的近100%都集中在我国。有700多个品种。但是入药的大枣,有其一定的界定。既然叫大枣,必然要体现出大。《中国药典》中规定,大枣的长度要在2~3.5cm,直径要在1.5~2.5cm之间。达不到这个标准则不能称为大枣。

2. 大枣的传统功效

大枣味甘,性温,归脾、胃、心经,具有补中益气、养血安神的功效。大枣能补益脾气,适用于脾虚、气虚诸证。脾旺则气血生化有源。大枣还入心经,能养心血,安心神,治疗心血不足、失眠烦躁、血虚面色萎黄等,是养血的常用药物。此外,大枣还可以与一些有毒的药物联用,以消除或减轻毒性,并可保护胃气不至于受伤。

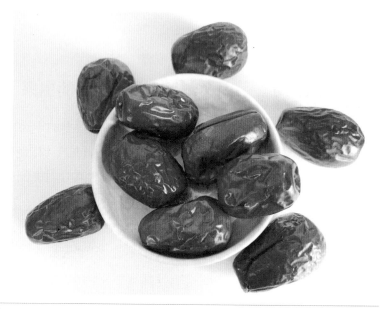

图13 大枣

但要注意的是,大枣容易生湿助热,令人脾胃胀满,因此对于湿盛脾胃胀满、积滞、痰热者不宜服用。

3. 大枣的现代研究

大枣含有多糖、黄酮类、皂苷类、三萜类、生物碱类、环磷酸腺苷等活性物质,现代药理研究表明,大枣具有增强免疫、抗氧化、抗肿瘤、保肝、降脂、抗衰老、抗突变等作用。

4. 大枣的保健作用

《神农本草经》将大枣列为上品,言其“主心腹邪气,安中,养脾气,平胃气,通九窍,助十二经,补少气,少津液,身中不足,大惊,四肢重,和百药,久服轻身延年"。李时珍认为"枣为脾之果",故脾病多用之。民国名医张锡纯记载这样一个案例,他的一个赵姓朋友,身体素羸弱,年届五旬,饮食减少,日益消瘦。张锡纯告诉他每日食熟大枣数十枚,当点心用之。后年再见到他,面貌较前丰腴若干,自言:"自闻方后,即日服大枣,至今未尝间断,饮食增于从前三分之一,是以身形较前强壮也。"可见,大枣补虚(主要是补脾虚)的作用十分显著。对于脾虚气血不足患者,它可作为零食经常服用,大有裨益。

但需要强调的是,李时珍在《本草纲目》中有这样的告诫:"若无故频食,则生虫损齿,贻害多矣。"要注意大枣的甜度比较高,如果过量食用将对牙齿不利,因此要注意不要一次吃太多,吃后可漱口以减损齿之弊。

5. 大枣药膳

(1)红枣橘皮饮

原料:红枣2枚,陈皮3克。

制作方法:将红枣瓣开,陈皮洗净。用开水将二者浸泡30分钟后,即可饮用。

功效:健脾养血,理气和胃。

适用人群:脾胃不足,气血两虚的人群。

(2)红枣花生粥

原料:红枣10枚,红皮花生30克,大米100克。

制作方法:将红枣瓣开,红皮花生、大米洗净。将红枣、红皮花生、大米一同放入容器中,加热煮沸,转小火,熬至米熟即可食用。

功效:补气养血。

适用人群:气血两虚,头晕眼花,精神不振,容易疲劳,睡眠不安的人群。

十四、罗汉果

1. 罗汉果的由来

罗汉果为葫芦科多年生宿根草质藤本植物罗汉果的果实(图14),又名汉果、拉汉果、青皮果、假苦瓜等。罗汉果名称的由来,众说纷纭。其中比较公认的是:"其果每生必十八颗相连,如同十八罗汉",而得名。罗汉果形似鸡卵,皮熟鲜果外皮呈绿色,经烘干后就成了红褐色,有光泽,表面会残留少许茸毛,干果皮薄而脆,果实表面呈黄白色,质地松软。可鲜吃,也可烘干保存。

广西永福县是正宗的罗汉果发源地和主产地。1995年桂林永福县被农业部命名为"中国罗汉果之乡"。罗汉果最早记载于清道光十年(1830年)的《修仁县志》,其中有"罗汉果可以入药,清热治嗽"的记载。《岭南采药录》中也指出罗汉果"果实味甘,理痰火咳嗽,和精肉汤服之"。罗汉果以个大,完整,摇之不响,色黄褐者为佳。挑选罗汉果,其优质品个大形圆,果面有光泽,果实绒毛越多表明越新鲜、越优质。罗汉果在手中摇动,以摇之不响为佳。其也会因为震动而破碎,成为响果,此种情况不会影响冲泡效果。两果相碰,发出清脆声,干爽有弹性,则品质上乘。

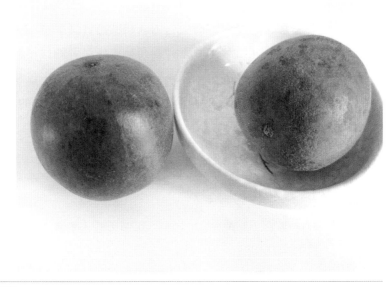

图 14　罗汉果

2. 罗汉果的传统功效

罗汉果味甘,性微寒,归肺、大肠经,具有清热润肺、开音利咽、润肠通便的功效。它可用于治疗肺热咳嗽、燥热咳嗽,痰黏不易咳出,咽喉肿痛,音哑失音,以及肺热下移于大肠之肠燥便秘。

3. 罗汉果的现代研究

现代研究表明,罗汉果主要含三萜苷类,黄酮类成分,以及丰富的蛋白质、葡萄糖、果糖、多种维生素和微量元素等。药理研究表明,罗汉果有抑菌、降血脂、降血糖、抗氧化、抗疲劳、耐缺氧、耐高温、保肝、增强免疫等功效。

4. 罗汉果的保健作用

罗汉果具有清热润肺,开音利咽的功效,代茶饮每日泡服,可防治由于冬季空气污染以及汽车尾气引起的咽痒、咽喉不利等呼吸道症状。且罗汉果味甘,性微寒,而非苦寒之品,因此对脾胃伤害较小,除脾胃虚寒证明显者,其他人群均可服用。可谓清咽利肺、止咳化痰之良药。

此外,罗汉果甜苷又称为甜味素,因其甜度高(比蔗糖甜300倍)、热量低而作为甜味剂广泛使用,常作为肥胖者和糖尿病患者的代用糖。适合嗜甜但想减肥,或又要控制糖分摄入量的人,如糖尿病患者。罗汉果含膳食纤维(可溶性膳食纤维)量较高,能改善糖代谢、有利于糖尿病患者的血糖控制。

5. 罗汉果药膳

(1)罗汉果麦冬饮

原料:罗汉果1个,麦冬5克。

制作方法:将罗汉果掰碎,与麦冬一起加适量水煎煮1小时。放凉即可饮用。

功效:清热润肺,养阴利咽,润肠通便。

适用人群:经常用嗓过度导致声音沙哑的人群,经常吸烟导致口干咽燥的人群,以及肠燥便秘的人群。

(2)罗汉果排骨汤

原料:罗汉果1个,排骨250克,玉米1个,姜3片,盐适量。

制作方法:将排骨焯水、玉米洗净、切断,放入砂锅中,加适量水,将罗汉果掰碎(可用布袋包好),放入汤中、加入姜片,大火煮沸后小火炖1小时,放入食盐调味,即成。

功效:养阴止咳,润肺利咽。

适用人群:经常用嗓过度导致声音沙哑的人群,经常吸烟导致口干咽燥的人群,以及肠燥便秘的人群。

十五、葛根

1. 葛根的由来

葛由来已久。早在尧、舜、禹时期,人们就已经开始利用葛藤制麻织布。其茎可编篮做绳,纤维可织布,块根称"葛根"。本品首载于《神农本草经》,为豆科植物野葛或甘葛藤的干燥根(图15),素有"亚洲人参"的美誉。我国葛根资源丰富,野葛主产于湖南、河南、浙江、四川等地;甘葛藤主产于广西、广东。南朝陶弘景在《本草经集注》里有云:"葛谷即今之葛根,人皆蒸食之。"说明南朝时期葛根已经广泛用于食用。葛根以块大、色白、质坚实、粉性足、纤维少者为质优品。

2. 葛根的传统功效

葛根味甘、辛,性微寒,归脾、胃、肺经。它能辛散透表,具有解肌退热之功,对于感冒伴有颈背部不适者最为适用。此外,葛根还能生津止渴,多用于糖尿病口干口渴的症状。葛根还可以升发脾胃清阳之气,能够治疗脾虚下陷的腹泻、湿热泄痢初起等。

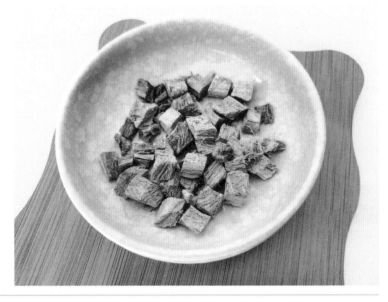

图 15 葛根

3. 葛根的现代研究

葛根主含黄酮类、三萜类和甾体类化合物等多种活性成分。现代药理研究表明,葛根具有解热、抗心肌缺血、改善心功能及脑循环、改善微循环、提高局部微血流量抑制血小板凝集、降血压、降血脂、降血糖、扩张冠状动脉、抗氧化等作用。

葛根对于女性有着特殊的功效。葛根异黄酮在结构上与雌激素类似,对于缺乏雌激素者,可提高雌激素水平,而对正常雌激素水平没有明显影响。当体内雌激素水平过高时,葛根异黄酮则会阻止雌激素过多作用于靶器官,起到维持体内雌激素动态平衡的作用。葛根异黄酮能显著抑制酪氨酸酶活性,从而抑制黑色素的发生形成,防止黄褐斑等色素沉积。

4. 葛根的保健作用

葛根大家未必熟悉,但是以其作为主要成分的中成药愈风宁心片想必很多人都听说过,它可以增强脑及冠状动脉血流量,用于高血压头晕、头痛,颈项疼痛,冠心病,心绞痛,神经性头痛,早期突发性耳聋等症,能较好地缓解高血压"项紧"的症状。其实葛根的这个功效早在《本草崇原》中就已经记载:"主宣通经脉之正气以散邪",以其具有活血通经之作用。

《神农本草经》记载葛根"主消渴,身大热,呕吐,诸痹,起阴气,解诸毒……"历代医家多用其治疗消渴病效佳。其可作为糖尿病患者的辅助治疗药物。

葛根现在还经常用于解酒毒,这一作用早在《食疗本草》中就有记载:"葛根蒸食之,消酒毒",可用于饮酒过度之头晕、呕吐等。其未开放的花蕾(即葛花)解酒效果更好。《本草便读》指出:"葛根有解阳明肌表之邪。甘凉无毒,用其升散或治痘疹不起,赖以宣疏,治泄则爆熟用之,又主两阳含邪之不利,解酒则葛花为最,因有解表利便之功能。"《本草衍义》中以葛根粉治酒醉者,言其"病酒及渴者,行之甚良"。现代药研究理也证明,葛根素可对抗乙醇代谢中起主要作用的乙醇脱氢酶活性降低的作用,有利于乙醇在体内的分解代谢,从而可以解酒毒。

5. 葛 根 药 膳

(1)葛根饮

原料:葛根 5~10 克,甜叶菊 1 克。

制作方法:将葛根和甜叶菊用沸水冲泡,静置 30 分钟后,代茶饮用。

功效:解酒毒。

适用人群:经常饮酒的人群。

(2)葛根糊

原料:葛根 10~15 克。

制作方法:将葛根用粉碎机打成粉状,用 100℃的沸水冲调成糊状,即可食用。

功效:降血糖。

适用人群:血糖高,经常口渴的人群。

十六、金银花

1. 金银花的由来

金银花(图16)首载于《名医别录》,为忍冬科植物忍冬的干燥花蕾或带初开的花,主产于河南、山东。陶弘景谓其"藤生,凌冬不凋,故名忍冬"。宋代刘文泰所著《苏沈内翰良方》中记载:"花初则色白,经一二日则变黄,故名金银花。"河南是传统的金银花道地产地和栽培地,产于河南的称为"南银花"或"密银花",历来被公认为品质最佳。随着严重急性呼吸综合征(SARS)、甲型H1N1流感、禽流感等呼吸道传染病的传播,清热解毒之良药金银花的价格在短时间内急升,现在也一直居高不下。与此同时,百姓对金银花的认知度也不断提高。金银花不但花可入药,其茎、叶也可入药。金银花以花蕾多、质柔软、色淡、气清香者为佳。

2. 金银花的传统功效

金银花味甘,性寒,归肺、心、胃经,具有清热解毒、疏散风热的功效,自古被誉为"热毒疮痈之要药",适用于各种热毒壅盛之痈疡,如疔疮肿毒、肠痈腹痛、肺痈咳血、咽喉肿痛、丹毒红肿等。

金银花具有芳香疏透之性,能疏散风热,治疗风热外感以及温病,症见发热、头痛、咽痛、口渴、咽喉肿痛等。暑天用金银花煎汤代茶饮或制成金银花露,能清解暑热。此外,金银花还能凉血止痢,治疗热毒血痢效佳。

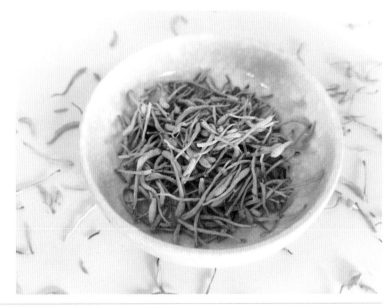

图 16　金银花

但要注意的是,金银花的药性比较寒凉,故脾胃虚寒以及气虚疮疡脓清者是不宜使用的。

3. 金银花的现代研究

金银花中主要含绿原酸、异绿原酸、咖啡酸、木犀草苷、忍冬苷、金丝桃苷、槲皮素以及挥发油、三萜类及无机元素。现代药理研究表明,金银花具有广谱抗病原微生物、抗病毒、增强免疫功能、抗炎解热、利胆保肝、降血脂、止血、抗氧化、抗肿瘤等作用。

4. 金银花的保健作用

《本草纲目》中指出,金银花能治疗"一切风湿气,及诸肿毒、痈疽疥癣、杨梅诸恶疮,散热解毒",为"消肿散毒治疮之要药"。因此,对于痤疮、小儿痱子等皮肤疾病有良好的治疗效果。可单味药煎汤外洗患处,或配合口服金银花煎剂。小儿夏季口服金银花露,效果更佳。现代药理研究表明,金银花治疗毛囊炎的基本作用在于其抗菌、抗炎效果,在体外用药对多种病菌都有十分显著的抑制作用,金银花中含有的绿原酸有明显的抗菌作用。可用金银花水煎剂涂抹在毛囊炎患处,起到清热解毒的作用。大量研究表明,金银花能显著抑制肺炎杆菌、霍乱杆菌、副伤寒杆菌、溶血性链球菌等多种细菌。与此同时,对于结核杆菌、铜绿假单胞菌、肺炎球菌以及脑膜炎奈瑟菌也有一定的抑制效果。因此,在这些病原微生物导致的疾病中(中医辨证属于风热或热毒证),金银花可作为治疗药物,也可配合其他药物起到辅助治疗作用。

5. 金银花药膳

银花绿豆粥

原料:金银花10克,绿豆50克,大米50克,冰糖10克(糖尿病患者可不用)。

制作方法:将金银花放入容器中,加水适量,大火煮沸,转小火煮10分钟,滤出药液备用。将绿豆、大米放入容器中,加水适量,大火煮沸,转小火,煮至米熟,加入金银花滤出液和冰糖,待冰糖溶化后即成。

功效:清热解毒,消暑化湿。

适用人群:易上火的人群,尤其适合夏季炎热时服用,症见口舌生疮,口干口渴,颜面痤疮,大便秘结,小便短赤。

十七、鱼腥草

1. 鱼腥草的由来

鱼腥草首载于《名医别录》,为三白草科植物蕺菜的新鲜全草或干燥地上部分(图17),因揉搓后具有鱼腥味而得名,主产于我国长江以南各省。很多人因为新鲜的鱼腥草有一种特殊的鱼腥味,不敢接近。然而,鱼腥草阴干后,不但没有明显的鱼腥味,而且还有一点芳香之气,煎出的药汁如红茶,并没有十分难闻的气味。鱼腥草全株均可以食用,可生食也可熟食。在民间鱼腥草的主要食用方法有凉拌、炖肉、煮粥、熬汤、炒菜、泡茶等。

2. 鱼腥草的传统功效

鱼腥草味辛,性微寒,归肺经。《本草纲目》记载其能"散热毒痈肿"。鱼腥草具有清热解毒,消痈排脓,利尿通淋的功效。其性寒能泄,味辛能散结,以清肺消痈见长,为治肺痈(症见胸痛,咳吐腥臭之脓血)之要药。也可治疗痰热咳嗽,痰多色黄黏稠。此外,因其具有清热解毒、消痈排脓的功效,故也为治疗热毒内蕴所致外痈疮毒之常用药。可用鲜品捣泥外敷或煎服均可。

鱼腥草还能清利膀胱之湿热,可以治疗热淋涩痛以及湿热泻痢。

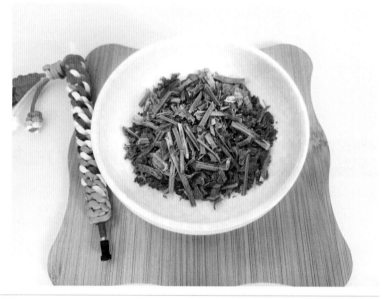

图 17　鱼腥草

需要注意的是,由于鱼腥草性寒,因此证属虚寒以及阴性疮疡者均要忌用。又因其富含挥发油,若煎煮时间过长,则易降低疗效,因此不宜久煎。

3. 鱼腥草的现代研究

鱼腥草含有挥发油类,其中主要为癸酰乙醛(鱼腥草素)、月桂醛,两者均有异臭气,并含有挥发油、黄酮类、多糖、生物碱等。现代药理研究表明,鱼腥草具有抗病原微生物、抗病毒、解热、镇痛、利尿、抗炎、止血、镇咳、抗肿瘤、促进组织再生和伤口愈合、提高机体免疫力等作用。

4. 鱼腥草的保健作用

《本草经疏》记载,鱼腥草"味辛性温,入手太阴肺经。能治痰热壅肺,发为肺痈吐脓血之要药。肺主气,肺与大肠为表里,大肠湿热盛,则为痔疮,得辛温之气,则大肠清宁,故又为痔疮必须之药"。因此,鱼腥草主要的保健功效的着眼点就在于肺与大肠的热毒。当代社会,汽车尾气、空气污染、吸烟、厨房油烟等各种因素容易使人们出现"肺热"的问题,引发"肺热"的症状,可以用鲜鱼腥草治疗各种原因引起的肺热之咳嗽。现代研究也表明,鱼腥草油具有抗组胺的功效,具有明显的抗过敏作用以及明显的镇咳的作用。都阐释了鱼腥草作为现代工业化社会护肺之佳品。且鱼腥草的寒性不是很强,对脾胃的损伤相对较小。

此外,对于肠道湿热导致的痔疮或出血或不出血,大便灼热等症,也可用鱼腥草鲜品或干品服用,效果良好。

5. 鱼腥草药膳

凉拌鱼腥草

原料:鲜鱼腥草250克。

制作方法:鱼腥草用清水洗净,滤干水分,加入适量盐、醋、香油,搅拌均匀即可食用。

功效:清肺解毒。

适用人群:经常吸烟或长期处于雾霾、尾气、油烟等污染环境下,咽部不适、痰多咳嗽、胸闷憋气的人群。

十八、枸杞子

1. 枸杞子的由来

枸杞子首载于《神农本草经》(图 18)，为茄科植物宁夏枸杞的干燥成熟果实。在李时珍的《本草纲目》中这样记载："枸、杞二树名。此物棘如枸之刺，茎如杞之条，故兼名之。"枸杞子是宁夏的著名特产之一。以粒大、色红、肉厚、籽少、质润、味甜者为佳。古代大诗人陆游，晚年两眼昏花，为此经常食用枸杞，留下了至今还为人吟诵的"雪霁茆堂钟磬清，晨斋枸杞一杯羹"的诗句。历代本草都把枸杞子作为补益抗衰之佳品。有"诗豪"之称的唐代文学家刘禹锡也专门为咏枸杞而作《枸杞井》。传说楚州开元寺有一口井，四周枸杞丛生，当地人称为枸杞井，并说饮此井水能祛病延年。故其诗云："僧房药树依寒井，井有香泉树有灵。翠黛叶生笼石甃，殷红子熟照铜瓶。枝繁本是仙人杖，根老新成瑞犬形。上品功能甘露味，还知一勺可延龄。"可见其对枸杞养生功效的由衷赞美。

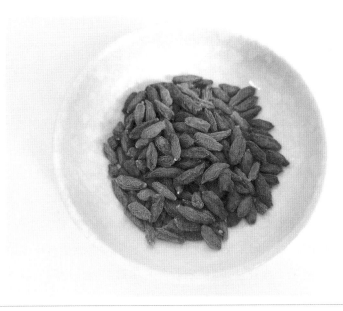

图 18　枸杞子

2. 枸杞子的传统功效

枸杞子历来被誉为养生长寿之佳品。《药性论》中谓其"补益精、诸不足、易颜色、变白、明目、安神、令人长寿"。其味甘,其性平。能滋补人之肝肾精血,治疗肝肾阴虚、精血不足之腰膝酸软、眩晕耳鸣、内热消渴、血虚萎黄、目暗不明、阳痿遗精、须发早白、早衰等。为平补肾精肝血之要药。古籍《寿世保元》中,有将一味枸杞子熬膏服用的记载。

3. 枸杞子的现代研究

枸杞子主要含有枸杞子多糖、生物碱类成分。现代药理研究表明,枸杞子具有免疫调节、延缓衰老、抗肿瘤、降血脂、降血压、保肝、抑菌、抗辐射、促进造血功能等作用。

4. 枸杞子的保健作用

《本草纲目》记载,枸杞子能"主五内邪气,热中消渴,周痹风湿。久服,坚筋骨,轻身不老,耐寒暑"。张景岳在《本草正》中说枸杞子"滋阴而不会引起阳衰,助阳而能使阳旺"。倪朱谟的《本草汇言》评价它"使气可充、血可补、阳可生、阴可长、火可降、风湿可去"。古有西河女子"打老儿"的典故,典故出自宋代官方颁布的方书《太平圣惠方》,书中记载:"神仙服枸杞法,出《淮南枕中记》方。"这个典故讲的是:有一人,行经西河,路逢一女子,年可十五六,打一老人,年可八九十。其使者深怪之,问其女子曰:"此老者是何人?"女子曰:"我曾孙。""打之何故?""此有良药不肯服食,致使年老不能步行,所以处罚。"使者问女子:"今年几许?"女曰:"年三百七十二岁。"使者又问:"药复有几种,可得闻乎?"女曰:"药唯一道,然有五名。"使者曰:"五名何也?"女子曰:"春名天精,夏名枸杞,秋名地骨,冬名仙人杖,亦名王母杖。以四时采服之,今与天地齐寿。"典故虽有夸张的成分,但却是也说明了枸杞子补肾益精、延年益寿的功效。因其药性比较平和,因此被历代医家推崇为强身健体、延年益寿之良药。

然而民谚有云:"去家千里,勿食枸杞。"枸杞子有起阳事,动相火的作用,现代研究表明枸杞子有兴奋性神经的作用,可以增强性功能,故而性欲亢进的人不宜服用。

5. 枸杞子药膳

(1)枸杞膏

原料:枸杞子500克。

制作方法:将枸杞子放入容器内,入水煎十余沸,滤过,将渣挤出汁净,如前再入水熬滤取汁,重复三次,去渣不用。将汁再滤入容器内。慢火再熬成膏。放入瓷瓶中,密封。即成。早晚用黄酒调服。

功效:生精,补元气,益荣卫,生血悦颜色。大补诸虚百损,延年益寿。

适用人群:适用于体质虚弱,元气不足,肝肾精血虚损以及年老体弱之人。

(2)枸杞石斛鸡汤

原料:枸杞子20克,石斛20克,鸡1只,葱姜适量,盐适量。

制作方法:将鸡去内脏后洗净,加适量水,加入葱、姜、枸杞子、石斛,一起炖煮2小时,加适量盐调味,即成。

功效：补肾益精,益气养血。

适用人群：体质虚弱,气血不足,容易疲劳、腰酸的人群。

(3)杞菊茶

原料：枸杞子 10 粒,白菊花 5 朵。

制作方法：将枸杞子、白菊花放入水杯中,加入沸水,浸泡 15 分钟,待水温合适后即可饮用。

功效：养肝明目。

适用人群：用眼过度的人群。

1. 生姜的由来

"冬吃萝卜夏吃姜,不劳医生开药方";"晚吃萝卜早吃姜,郎中先生急得慌";"女子三日不断藕,男子三日不断姜";"家里备姜,小病不慌";"夏季常吃姜,益寿保健康";"四季吃生姜,百病一扫光"。《论语·乡党》中记载,孔子"不撤姜食,不多食"。他十分重视姜在日常饮食中的食疗保健作用。孔子能活到 73 岁,在平均寿命很低的年代,可谓高寿。这与其饮食心法不无关系。宋代理学家朱熹在《论语集注》中,言姜能"通神明,去秽恶,故不撤"。北宋诗人苏轼在《东坡杂记》中也记载了与姜有关的故事:杭州钱塘净慈寺内住持,年过八十,仍鹤发童颜,面色红润,双目有神,自言其每日用连皮嫩姜切片,温开水送服,已食四十余年矣。生姜为姜科植物姜的新鲜根茎(图 19)。生姜之名,虽首见于《名医别录》,但姜的药用记载,最早出自《神农本草经》干姜条目:"主胸满咳逆上气,温中,止血,出汗,逐风湿痹,肠澼下利,生者尤良,久服去臭气,通神明。"后世将生姜、干姜分而论之。

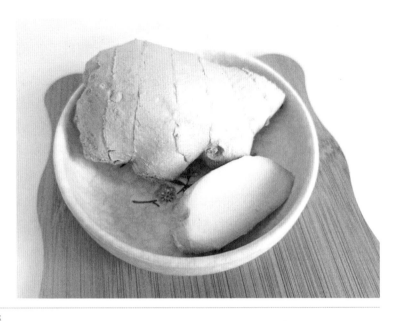

图 19　生姜

2. 生姜的传统功效

生姜味辛,性微温,归肺、脾、胃经。它是我们常用的食品调味料,有提味、去腥的作用。同时它也是一味很好的解表散寒、温中止呕、温肺止咳的中药,只是作用比较弱,所以用于风寒感冒之轻证的治疗。也可以辅助其他解表药,治疗风寒感冒重症。此外,生姜长于温散脾胃之寒,治疗胃寒胃痛、胃寒呕吐等证常用。

3. 生姜的现代研究

生姜主要含有挥发油、姜辣素等成分。现代药理研究表明,生姜所含的挥发油能促进血液循环,并能发汗。还能反射性地兴奋血管运动中枢和交感神经而使血压上升。此外,生姜具有解热、镇痛、止吐、促进消化液分泌、保护胃黏膜、抗溃疡、抗菌、抗炎等作用。

4. 生姜的保健作用

在民间有这样的偏方,当感受风寒后,也就是感冒的早期,刚刚出现怕冷,打喷嚏的症状,就用生姜、红糖煮水,趁热服用,服后盖上被子发汗,等到全身出汗后,病就好了。对于感冒后肠胃问题,也可以用生姜解决。如感冒后食欲差,或恶心想吐,都可以用生姜煮水服用,效果很好。

生姜具有发散风寒,温中止呕,温肺止咳,解鱼蟹毒的作用。这也正是吃一些鱼虾海蟹,多配伍姜的重要原因。姜辣素对口腔和胃黏膜有刺激作用,能促进消化液分泌,增进食欲。可使肠张力、节律和蠕动增加。有末梢性镇吐作用。对呼吸和血管运动中枢有兴奋作用,能促进血液循环。体外实验证实其对伤寒杆菌、霍乱弧菌有明显的抑制作用。此外,还具有一定的抗衰老的作用。将生姜切片,贴敷于内关,可预防晕车、晕船等。

俗语有云:"冬吃萝卜夏吃姜,不劳医生开药方"。夏天内寒外热,姜可温中,最为适宜。但要注意,内热体质不适宜服用生姜。

5. 生姜药膳

当归生姜羊肉汤

原料:生姜100克,羊肉500克,当归15克。

制作方法:将生姜、当归装入无纺布袋中,用线系紧口,羊肉洗净后,与装好药材的布袋一起放入容器中,大火煮开,去上沫,然后转小火,炖至羊肉熟烂,关火,加食盐少许,去无纺布袋后,即可食肉饮汤。

功效:温中养血,祛寒之痛。

适用人群:血虚有寒,时有腹痛,喜温喜按的人群。或供大众冬季寒冷时食用。

二十、胖大海

1. 胖大海的由来

胖大海首见于《本草纲目拾遗》,为梧桐科植物胖大海的干燥成熟果实(图 20)。将胖大海放入水中,其皱皮破裂膨大成海绵状,因而得名。胖大海主产于泰国、马来西亚、越南、柬埔寨。其中马来西亚产"新洲子"质量最好。泰国的"大海子"次之,产于越南的"安南子"更次之。胖大海以个大、色棕、表面有细皱纹、有光泽、无破皮者为佳。

2. 胖大海的传统功效

胖大海味甘,性寒,归肺、大肠经,具有清热润肺、利咽开音、润肠通便的功效。它可以治疗肺热导致的咽喉干痛,声音嘶哑,干咳无痰或痰少而黏、不易咳出者。又因其性润质滑,且又入大肠经,能清泄大肠火热,用于肺热肠燥之便秘。

3. 胖大海的现代研究

本品主含多糖类物质。现代药理研究表明,胖大海具有改善黏膜炎症、促进肠道蠕动、缓泻、降血压、抗病毒、抗菌、抗炎、利尿、镇痛等作用。

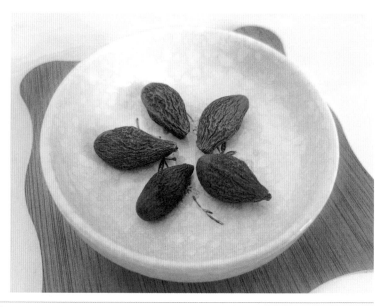

图 20　胖大海

4. 胖大海的保健作用

胖大海滋润利咽,《本草纲目拾遗》记载其能"治火闭痘,并治一切热症劳伤吐衄下血,消毒去暑,时行赤眼,风火牙痛,虫积下食,痔疮瘘管,干咳无痰,骨蒸内热,三焦火症"。其具有较好的清热利咽之功效,现代研究也证实,胖大海水溶性多糖具有抗炎的作用。因此,对于长期用嗓过度的人群如教师、歌唱家等以及嗜食辛辣、烟酒过度、咽喉不利等属于实热证的人群,有比较好的预防和治疗的功效。可单味沸水泡水服用,一次泡 1~2 枚,疗效甚好。

但应注意的是,胖大海性寒,不宜作为饮品长期服用。一般服用不超过一周为宜。此外,胖大海之寒性能伤人胃肠,导致食欲减退、胃痛、腹泻、消瘦乏力等。故而胖大海只适用于热证患者,虚寒患者不宜服用。

5. 胖大海药膳

(1)大麦饮

原料:胖大海 1 个,麦冬 10 克。

制作方法：将胖大海与麦冬洗净,用沸水冲泡,闷20分钟后,即可饮用。

功效：润肺利咽。

适用人群：教师、主持人等用嗓过度,咽痛、咽干之人群(兼有便秘者更适合)。不适合于大便溏泻的人群。

(2)蜂蜜大海茶(糖尿病患者不适合)

原料：胖大海1个,蜂蜜一勺。

制作方法：将胖大海用沸水冲泡,闷20分钟后,加入一勺蜂蜜后,即可饮用。

功效：润肠通便。

适用人群：肠燥便秘的人群。

二十一、茯苓

1. 茯苓的由来

茯苓(图21)首见于《神农本草经》,列为上品,为多孔菌科真菌茯苓的干燥菌核,以切面白色细腻、粘牙力强者为佳。茯苓在古时被称为"四时神药"。南朝医学家陶弘景辞官隐退后,梁武帝即令"每月赐茯苓五斤,白蜜二斤,以供服饵"。宋代大文学家苏辙,从小体质较弱,他在治病调养过程中,对茯苓的保健功效深信不疑,并特地写了《服茯苓赋》。根据古书所言:"松脂流入地下为茯苓,茯苓又千岁则为琥珀,虽非金石,而其能自完也亦久矣。"相信茯苓是"可以固形养气延年而却老"之佳品。而苏辙之兄长苏轼,同样也深信茯苓补益之功,其言:"以九蒸胡麻,用去皮茯苓少入白蜜为饼食之,令气力不衰,百病自去,此乃长生要诀。"据统计,慈禧内服的13个长寿、补益方剂里,配伍的药物共有64种,其中,采用茯苓的频率最高,达到78%。像老北京茯苓酸奶、老北京茯苓夹饼,都是以茯苓为原料的特色小吃。可见茯苓在人们心目中的重要地位。

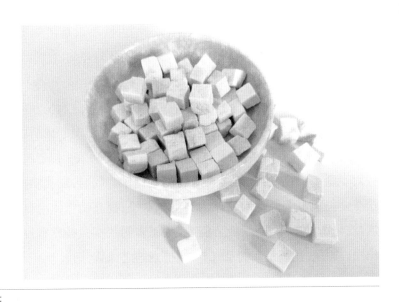

图 21　茯苓

2. 茯苓的传统功效

茯苓味甘、淡,性平,归心、肺、脾、肾经,具有利水渗湿、健脾安神之功效。其药性平和,祛邪扶正兼顾,为利水渗湿之要药。治疗各种原因导致的水肿病证。本品兼有甘味,味甘能补,入脾经健脾止泻。用于脾虚,尤其适合脾虚兼有湿盛泄泻的患者。此外,茯苓还入心经,兼补心气,而宁心安神。用于治疗心脾两虚、气血不足之心悸失眠、健忘等症。

茯苓皮为茯苓之干燥外皮,功专利水消肿。茯神为茯苓干燥菌核中间带有松根的部分,功专宁心安神。

3. 茯苓的现代研究

茯苓化学成分主要为多糖和三萜类成分、还含有树胶、蛋白质、脂肪酸、甾醇等成分。现代药理研究表明,茯苓具有抗肿瘤、抗纤维化、抗炎、抗氧化、免疫调节、抑菌等多方面的药理作用。

4. 茯苓的保健作用

《神农本草经》言茯苓"主胸胁逆气,忧恚惊邪,恐悸,心下结痛,寒热烦满咳逆,口焦舌干,利小便,久服,安魂养神,不饥延年"。《名医别录》言其"止消渴好睡,大腹淋沥,膈中痰水,水肿淋结,开胸腑,调脏气,伐肾邪,长阴,益气力,保神受中"。说明茯苓具有养神、延年、益气力等保健作用。曹雪芹在《红楼梦》第60回中曾详细描述了茯苓霜的制法和服法,人乳和者最佳,其次是牛奶和者,最次是滚水和者。每天早上起床后吃上一盅,其滋补效力最好,具有助消化、壮体质和延年益寿的功效。以上都表明了中国古代对于茯苓提高免疫、延缓衰老的深刻认识。同时,现代动物实验也发现,茯苓多糖能显著降低动物体内自由基水平,提高动物体内自由基清除酶的活性,增强动物耐寒、耐疲劳能力,从而表明茯苓多糖具有较好延缓衰老的作用。因此,茯苓是人们益气养神、抗衰老之佳品。

5. 茯苓药膳

茯苓糕

原料:茯苓粉100克,面粉500克。

制作方法:将茯苓粉与面粉混匀,加入发酵粉,用清水揉成面团,进行发酵,发酵好后,切成方块状。将切好的块状原料上笼屉,用武火大气蒸熟即成。

功效:健脾和胃,宁心安神,增强免疫,延缓衰老。

适用人群:一般人群均可食用。

二十二、黄精

1. 黄精的由来

黄精(图22)首载于《名医别录》，被列为上品。为百合科植物滇黄精、黄精或多花黄精的干燥根茎。有"仙人余粮"之称。李时珍在《本草纲目》中说："黄精为服食要药，故《别录》列于草部之首，仙家以为芝草之类，以其得坤土之精粹，故谓之黄精"。唐代诗人杜甫专门为黄精赋诗赞美："扫除白发黄精在，君看他时冰雪容。"可见黄精确是一味补益佳品，且可代餐食用。

2. 黄精的传统功效

黄精味甘，性平，归脾、肺、肾经，为气阴两补之佳品。它既能补脾气、又能补脾阴，适用于脾胃气虚之乏力倦怠、食少纳呆，以及脾胃阴虚之口干、饥不欲食等。同时，黄精又能补肺气、补肺阴，治疗肺之气阴两伤之干咳少痰。黄精又入肾经，能养肾阴，可用于治疗肺肾阴虚之久咳劳嗽。此外，黄精又是补肾之佳品，能补肾益精，延缓衰老，针对肾精不足，须发早白，腰膝酸软等早衰之证，在唐代孙思邈《备急千金要方》中记载可用一味黄精熬膏服用，疗效满意。

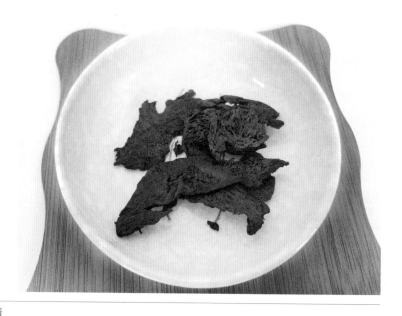

图22 黄精

但要注意的是,黄精质地比较黏腻,容易壅滞脾胃,助湿,因此脾虚湿阻气滞胀满者不宜服用。

3. 黄精的现代研究

黄精含有黄精皂苷、烟酸、多糖类、醌类、氨基酸及微量元素,现代药理研究表明,黄精具有提高机体免疫功能、抗结核杆菌、延缓衰老、抗病毒、降压、降脂、增加冠状动脉血流量等作用。

4. 黄精的保健作用

南朝陶弘景《名医别录》指出,黄精"气味甘平无毒。能补中益气,除风湿,安五脏。久服轻身延年不饥"。李时珍曰:"黄精受戊己之醇气,故为补黄宫之胜品。土者万物之母,母得其养,则水火既济,木金交合,而诸邪自去,百病不生矣。神仙芝草经云:黄精宽中益气,使五脏调良,肌肉充盛,骨髓坚强,其力增倍,多年不老,颜色鲜明,发白更黑,齿落更生。"现代研究表明,黄精延缓衰老的作用是可能与其增强和调节机体免疫功能、激活内源性防御自由基损伤的物质和抑制衰老动物体内氧自由基、增强体内保护因素等方面有关。特别是黄精中含有的甾体皂苷,作用突出。可见其抗衰老、延年益寿的功效,无论是从古籍记载还是现代研究中都得到了证实,可作为增强免疫的日常保健之佳品。

5. 黄 精 药 膳

黄精粥

原料:制黄精20克,大米100克。

制作方法:将洗净的制黄精加水1 000毫升,煮沸,然后转小火,熬煮30分钟,过滤,去制黄精不用。将滤出液代水煮大米至熟(如水不够,可适量加入清水),即成。

功效:补气养阴,健脾、润肺、益肾,抗衰老。

适用人群:气阴两虚的人群。

二十三、莱菔子

1. 莱菔子的由来

莱菔子首见于《日华子本草》,为十字花科植物萝卜的干燥成熟种子(图23),别名萝卜子、萝白子、菜头子等。传说慈禧太后因内忧外患,劳累过度,精力日渐衰减,遂卧床不起。太医们每天用"独参汤"来调补慈禧之病,同时饮食上也是山珍海味,燕窝海参,不一而足。结果,不但没有使她病体好转,反而日甚一日地觉得头胀、胸闷,浑身无力,不思饮食,并且脾气暴躁,鼻孔流血。御医们见后惶恐之至,只得张榜求医,慈禧太后也因病情日渐加重,只得点头同意。有一位郎中看了皇榜,揭榜进宫,给慈禧太后诊脉后,即从药箱里取了三钱莱菔子,将其研为细末,再用茶水、面粉调匀,做成药丸呈上去,对太后说:"此乃小罗汉丸也,供太后服用,一日三次,每次一丸,保证数日后玉体安康!"没想到,慈禧服了三天,病竟然好了。慈禧大喜,赐给这位郎中一个红顶子。这就是"三钱莱菔子,换个红顶子"佳话的来历。其实,慈禧所患疾病乃过补之弊,当以消法消其滞,则病愈也。可见莱菔子消食除胀功效甚佳。

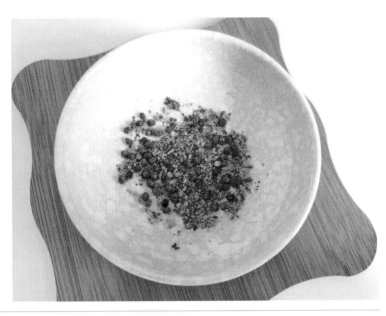

图 23　莱菔子(炒)

2. 莱菔子的传统功效

莱菔子味辛、甘,性平,归脾、胃、肺经。其味辛能散能行,以消食除胀见长,常用于治疗饮食积滞伴有气滞之脘腹胀痛、嗳气吞酸、大便不爽、矢气酸臭等。此外,莱菔子还善于降气化痰,常用于治疗痰壅气逆之咳嗽痰多、胸闷食少者。其消食化痰作用,尤以炒用为佳。

古人有"莱菔子治痰,有推墙倒壁之功"的说法。一方面说明了莱菔子具有强大的药效,但另一方面也表明其药性峻烈。莱菔子毕竟辛散,容易耗气,因此气虚无食积痰滞者不宜服用。

3. 莱菔子的现代研究

莱菔子主要含有莱菔素、芥子碱、脂肪油、糖类、多种维生素等。现代药理研究表明,莱菔子有缓和而持续的降压作用、较强的抗菌活性、还具有祛痰、镇咳、平喘、改善排尿功能、降低胆固醇、防止动脉硬化、调节胃肠道运动、促进肠道蠕动等作用。

4. 莱菔子的保健作用

《本草纲目》记载,莱菔子能"下气定喘,治痰,消食,除胀,利大小便,止气痛,下利后重"。现代研究也表明其能调节胃肠道运动、促进肠道蠕动等作用。其含有的脂肪油,为其通利大便的有效成分。因此经常用其防治便秘。生莱菔子、炒莱菔子均有效。生莱菔子应用剂量较小,炒莱菔子剂量较大。有报道称,用生莱菔子末,加白糖小剂量治疗习惯性便秘,疗效显著。但生莱菔子刺激性较强,因此,实际应用可选炒莱菔子,效果平稳,安全可靠。

5. 莱菔子药膳

(1)莱菔陈姜茶

原料:炒莱菔子 5 克,陈皮 5 克,生姜 1 片(如一元硬币大小)。

制作方法:将上三味用适量沸水冲泡,闷 20 分钟后即可服用。

功效:化痰燥湿。

适用人群:经常表现为痰多、色白质稀的人群。对于痰湿体质人群也有一定的保健作用。

(2)三子养亲汤

原料:炒莱菔子 5 克,炒紫苏子 5 克,炒白芥子 5 克。

制作方法:将上三味加适量水煎煮,待水沸后,再煎煮 30 分钟,即成。代茶饮。

功效:降气止咳,化痰消食。

适用人群:经常表现为咳嗽痰多、色白质稀的人群。对于痰湿体质及容易食积的人群也有一定的保健作用。

二十四、桑叶

1. 桑叶的由来

桑叶始见于《神农本草经》。它是桑科植物桑的叶(图 24),也是蚕的"粮食"。桑树已有三千多年的历史,《诗经》中就有"言采其桑"之句。古代桑树又称为"颐寿树"。桑树一身都是宝,桑树的嫩枝称为桑枝,桑树的根皮称为桑白皮,桑树的果穗称为桑椹。宋代苏颂的《本草图经》将经霜打后残留在树上的桑叶称为"神仙叶"。民国时期名医张山雷说:"桑叶,以老而经霜者为佳,欲其气之全、力之厚也,故入药用冬桑叶,亦曰霜桑叶。"

2. 桑叶的传统功效

桑叶具有疏散风热,清肺润燥,清肝明目的功效。本品清芬凉爽,甘寒滋润,能疏散肺经及在表之风热,用于治疗风热表证、温病初起症见发热、微恶寒、头痛、咳嗽等。对于燥热伤肺之燥咳,症见干咳少痰或无痰、口干、鼻干等,桑叶的治疗效果出众。桑叶寒能清肝,对于肝火上炎之目赤肿痛、眼目昏花等症有较好的治疗作用。此外,桑叶还可以补肾益精,抗衰老。在清代《本草新编》中就有相关记载："桑叶最善补骨中之髓、添肾中之精,止身中之汗,填脑明目,活血生津,种子安胎。"

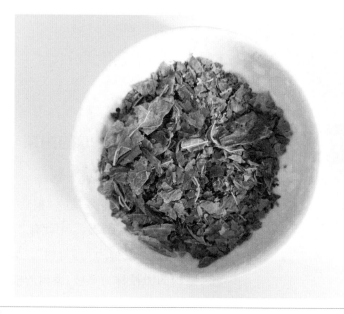

图24　桑叶

3. 桑叶的现代研究

桑叶主要含芦丁、槲皮素等,现代药理研究表明,桑叶具有抗炎、抗凝血、降血压、降血脂、降血糖、抗菌、抗血栓形成、延缓衰老等功效。

4. 桑叶的保健作用

桑叶之清肺润燥的作用,对于吸烟人群和空气污染地区的人群有比较好的保健作用。李时珍言其能"治劳热咳嗽,明目长发"。烟草及空气污染之秽浊毒邪,进入呼吸道,可引发肺热痰浊,桑叶有助于排出痰浊毒邪,恢复呼吸道的通畅。桑叶的清肝明目对于长时间看手机、看电脑造成的视疲劳,有一定的缓解作用。

桑叶有提高女性雌激素的作用,可以缓解围绝经期综合征的症状。桑叶可以提高体内超氧化物歧化酶的活性,阻止体内有害物质的产生,减少或消除已经产生并积滞于体内的脂褐质;可以消除老年斑,能调节机体对应激刺激的反应能力,增强机体耐受能力和延缓衰老作用。

此外,桑叶之降血糖作用也值得重视。《本草纲目》有云:"桑叶乃手、足阳明之药,汁煎代茗,能止消渴。"经研究表明,桑叶中的桑叶多糖以及生物碱是降血糖的有效成分,能促进胰岛素分泌,改善糖代谢。

5. 桑叶药膳

(1)神仙茶

原料:鲜桑叶若干。

制作方法:将鲜桑叶洗净,去柄,切条。上笼屉蒸 3~5 分钟。晾凉,放入炒锅文火翻炒。至水分大部分蒸发,桑叶卷曲干燥后,即成。

功效:清肺润肺,清肝明目,抗衰老。

适用人群:长期吸烟或身处空气污染环境下,长期用眼过度,以及"三高"(高血压、高血糖、高血脂)人群。

(2)桑菊决明饮

原料:桑叶 3 克,菊花 3 克,炒决明子 3 克。

制作方法:将桑叶、菊花、炒决明子三味药,加开水浸泡 30 分钟后,即可饮用。

功效:清肝明目。

适用人群:肝火旺盛,目赤肿痛,眼眵多,眼目干涩的人群。

二十五、桑椹

1. 桑椹的由来

桑椹首载于《新修本草》，为桑科植物桑的干燥果穗(图 25)。我国是蚕桑发源地，栽桑养蚕历史悠久，桑椹资源丰富，除青藏高原外，全国各地均有栽培。桑椹营养丰富，含有人体所需的多种氨基酸、维生素，其中维生素 C 的含量更为丰富，还原糖和蔗糖含量也很高，还含有锌、锰、钙、铁等营养元素。自古以来，桑椹就作为水果和中药来应用。《随息居饮食谱》谓其"以小满前熟透，色黑而味纯甘者为佳"。

2. 桑椹的传统功效

桑椹味甘、酸，性寒，归心、肝、肾经。中药五味中，酸、甘能化阴，因此能滋阴补血，常用于治疗肝肾阴血不足所导致的腰膝酸软，心悸失眠，眩晕耳鸣，须发早白，视物昏花等。此外，桑椹甘、寒，还能生津止渴，润肠通便，治疗热病引起的津伤口渴、阴虚内热之消渴以及肠燥津亏之便秘。鲜品食用或干品入煎剂均可。

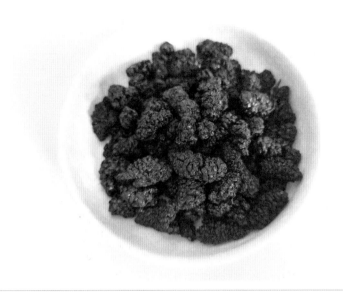

图 25 桑椹

3. 桑椹的现代研究

桑椹主要含有黄酮类物质、脂肪酸类物质以及挥发油、有机酸等。现代药理研究表明，桑椹具有显著的延缓衰老、增强免疫功能，促进机体造血功能、调节血脂等作用。

4. 桑椹的保健作用

《新修本草》记载桑椹"单食，主消渴"；《本草纲目》记载其"捣汁饮，解中酒毒。酿酒服，利水气消肿"。陈藏器谓其能"通血气，久服不饥，安魂镇神，令人聪明，变白不老"。《随息居饮食谱》中言其能"滋肝肾，充血液，消口渴，利关节，解酒毒，祛风湿，聪耳明目，安魂镇魄"。对于使用方法，此书也做了比较详尽的介绍，桑椹可以生吃，但最好用少许的盐拌后食用；也可饮汁；也可熬成膏；也可曝干为末；也可当粮食充饥；长时间服用桑椹，可保鬓发不白。通过以上记载可见，无论是古籍还是现代研究，都对其增强免疫、延缓衰老的功能推崇备至。桑椹作用平和，宜常服。

5. 桑 椹 药 膳

(1)桑椹膏

原料:鲜桑椹 1 000 克(干桑椹 500 克),蜂蜜 200 克。

制作方法:

1)鲜桑椹:将鲜桑椹洗净,用榨汁机榨取桑椹汁(如榨汁机无榨汁分离功能,则还需过滤)。取桑椹汁,放入不锈钢锅中,加热浓缩,当液体开始变黏稠状时,加入蜂蜜(糖尿病患者可不加蜂蜜),在小火煎熬成稠膏状,关火晾凉后,装瓶,即可。

2)干桑椹:将干桑椹放入不锈钢锅或砂锅中,加 1 000 毫升清水,大火煮沸后,小火煮 1 小时。关火,滤出煎液,去桑椹。将煎液加热浓缩,当液体开始变黏稠状时,加入蜂蜜(糖尿病患者可不加蜂蜜),再用小火煎熬成稠膏状,关火晾凉后,装瓶,即可。

每次服用一小勺(5 毫升左右),每天一次。

功效:滋补肝肾阴血,生津润燥,抗早衰。

适用人群:肝肾阴血不足,津亏肠燥,劳累过度,早衰或年老体虚的人群。

(2)桑椹粥

原料:鲜桑椹 100 克(干桑椹 50 克),糯米 100 克,冰糖 20 克(糖尿病患者可不用)。

制作方法:将桑椹和糯米一起下锅,加适量水煮成粥,加入冰糖,待冰糖溶化后即成。

功效:滋补肝肾阴血,生津润燥,抗早衰。

适用人群:肝肾阴血不足,津亏肠燥,劳累过度,早衰或年老体虚的人群。

二十六、陈皮

1. 陈皮的由来

陈皮(图 26)首载于《神农本草经》,正名为橘柚,因以果皮入药,故又名橘皮。为芸香科植物橘及其栽培变种的干燥成熟果皮。主产于广东、福建、四川、浙江、江西等地,以广东新会的广陈皮最为道地。《本草纲目》记载:"今天下多以广中来者为胜,江西者次之。"《本草害利》记载:"广东新会皮为胜,陈久者良,故名陈皮。"而广陈皮主要来源于橘的变种茶枝柑和四会柑的干燥成熟果皮。年份短的陈皮内表面雪白色、黄白色,外表面鲜红色、暗红色;年份长的陈皮内表面古红或棕红色,外表面棕褐色或黑色。另外,气味上也不一样。陈皮具有三种气味(香、陈、醇)。3 至 8 年的陈皮闻下去是带刺鼻的香气,并且带果酸味,甜中带酸;9 至 20 年的陈皮气味闻下去清香扑鼻,醒神怡人,没有果酸味;而 20 至 40 年的陈皮闻下去是纯香味,甘香醇厚。因此有"百年陈皮胜黄金"和"千年人参,百年陈皮"的说法。

《本草纲目》有云"他药贵新,唯此贵陈"。《本草备要》解释道:"陈则烈气消,无燥散之患。

半夏亦然,故同用名二陈汤。"新鲜橘皮含挥发油较多,这是导致"上火"的原因,而陈化的时间越久越好,放至几年后,导致"上火"的挥发油含量减少,而黄酮类化合物含量增加,通过陈化缓和了橘皮的燥性,一般就不会"上火"了。

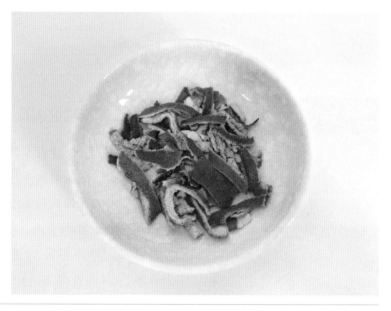

图26　陈皮

2. 陈皮的传统功效

陈皮味苦、辛,性温,归脾、肺经,具有理气健脾、燥湿化痰的功效。陈皮长于理气散寒,健运肠胃,为脾胃之圣药,适用于脾胃气滞证。它又能燥脾湿,因此对于湿阻中焦之脘腹胀满、不思饮食、舌苔白腻之证有很好的治疗效果。又因其味苦性温,治疗各种痰证效果良好,尤以寒痰、湿痰为佳。对于容易造成壅滞的补益药物,常加陈皮,可使其补而不滞。

3. 陈皮的现代研究

陈皮主含橙皮苷、川陈皮素、新橙皮苷、橙皮素、辛弗林、挥发油等成分。现代药理研究表明,陈皮具有调节胃肠运动、抗过敏、祛痰、平喘、抗肿瘤、升压、扩张支气管、抗菌、免疫调节、降低血清胆固醇等作用。

4. 陈皮的保健作用

陈皮的作用十分广泛,在清、补、泄、温之处方当中都有应用。《本草纲目》说:"橘皮,苦能泻能燥,辛能散,温能和。其治百病,总是取其理气燥湿之功,同补药则补,同泻药则泻,同升药则升,同降药则降。脾乃元气之母,肺乃摄气之籥,故橘皮为二经气分之药,但随所配而补泻升降也。"因陈皮之燥湿化痰作用,因此民间有将陈皮点燃,淬入花生油里,如是反复十余次,制成的油用来擦背部,对小孩夜间咳嗽有一定效果;有用新会陈皮冲茶,作清润理肺等保健良方。现代研究表明,陈皮具有祛痰、平喘的作用。

此外,由于陈皮具有理气健脾、燥湿化痰之功效,善疏理气机,调畅脾胃之升降,可预防和治疗因饮酒导致的呕吐、恶心等症状。现代研究也表明,陈皮具有调节胃肠运动之功效。因此,它对于解酒有一定的功效。

5. 陈 皮 药 膳

陈皮茯苓粥

原料:陈皮 10 克,茯苓 50 克,粳米 100 克。

制作方法:大米淘洗干净,在沸水中放入大米,以及用布袋包好的陈皮和茯苓,煮至米熟即可。

功效:健脾化痰。

适用人群:经常痰多,痰色白质稀,大便不成形,肥胖等脾虚湿盛的人群。

二十七、桔梗

1. 桔梗的由来

桔梗(图27)首见于《神农本草经》,是桔梗科植物桔梗的干燥根。《本草纲目》对其也有记载:"此草之根结实而梗直,故名桔梗。"主产于安徽、河南、湖北、辽宁、吉林、河北及内蒙古等省,以东北、华北地区产量较大,称为"北桔梗",以华东地区产品质量最佳,称为"南桔梗"。在我国东北地区以及朝鲜半岛、日本等地,桔梗被当作蔬菜广泛食用,如做成桔梗咸菜和凉拌桔梗等。广为流传的朝鲜族民歌《桔梗谣》,表达了朝鲜族人民对桔梗特别有感情。桔梗以根肥大、色白、质坚实、味苦者为佳。

2. 桔梗的传统功效

桔梗味苦、辛,性平,归肺经,能开宣肺气,祛痰止咳,治疗咳嗽痰多、咳痰黏稠、咳吐不爽、胸闷憋气效佳。因其性平,故临床上无论病属寒热均可应用。桔梗还具备利咽之效,治疗外邪犯肺之咽喉肿痛、音哑失音等,常用之与甘草一起泡水饮用,疗效满意。此外,桔梗还有很好的利肺排脓之功效,治疗肺痈之咳嗽,胸痛,咳吐腥臭脓痰者,可排除肺内壅滞之脓痰。诚为肺家疾患之要药。

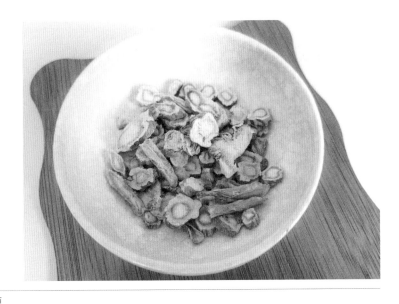

图 27　桔梗

　　但要注意,桔梗用量过大,可造成呕吐,与其含有的皂苷类成分有关。因此尽量避免过大剂量的应用。

3. 桔梗的现代研究

　　桔梗主要含有皂苷类成分,如桔梗皂苷等。它有明显的祛痰功效。现代药理研究表明,桔梗还具有抗菌、抗炎、增强免疫、降压、调节血脂、镇痛、镇静、降糖、保肝、抗变态反应、抗癌等作用。

4. 桔梗的保健作用

　　桔梗主归肺经,因此在临床上桔梗主要在呼吸系统疾病的预防和治疗中发挥作用。《神农本草经》记载其能"利五脏肠胃,补血气,除寒热风痹,温中消谷,疗喉咽痛,下蛊毒"。其色白,为肺之引经药。对于长期用嗓过度,或吸烟、嗜食辛辣的人群,能起到化痰止咳、利咽消肿的功效。桔梗能有效地预防邪气伤肺,保护肺功能,恢复肺自身的宣发肃降功能。桔梗与甘草配伍应用的桔梗甘草汤,其效甚验。

此外,桔梗现代研究中具有的调节血脂的作用,也与其所含的皂苷成分密切相关。西医所谓血脂,与中医的"痰"有相似之处,这与中医古籍中桔梗化痰作用基本一致。因此,桔梗可作为血脂异常患者的食物,经常服用,来辅助调节血脂。

5. 桔 梗 药 膳

(1)桔梗陈皮粥

原料:桔梗10克,陈皮10克,大米100克。

制作方法:将桔梗、陈皮放入容器中,加水适量,大火煮沸,转小火煮10分钟,滤出药液备用。将大米放入容器中,加水适量,大火煮沸,转小火,煮至米熟,加入桔梗、陈皮滤出液,即成。

功效:化痰降脂。

适用人群:平时痰多,痰色白质稀,或身体偏胖,血脂偏高的人群。

(2)桔梗萝卜汤

原料:桔梗10克,白萝卜1个。

制作方法:将萝卜洗净,切片,加入锅内,加水适量,煮沸后小火炖15分钟,加入桔梗,再煮20分钟,关火,将汁滤出,弃白萝卜和桔梗不用。可加适量蜂蜜(糖尿病患者可不用),代茶饮。

功效:顺气化痰止咳。

适用人群:平时痰多,痰色白质稀,咳嗽,或身体偏胖,血脂偏高的人群。

二十八、荷叶

1. 荷叶的由来

荷叶为睡莲科植物莲的干燥叶(图28),始载于《食疗本草》。莲藕是人们餐桌上的常客,被《神农本草经》列为上品。《本草纲目》有云"藕生水中,其叶名荷"。其生于水土之下,污秽之中,挺然独立。其色青,其形仰,其中空,以升胃气,乃生发脾胃清阳之要药,也是食疗之佳品。

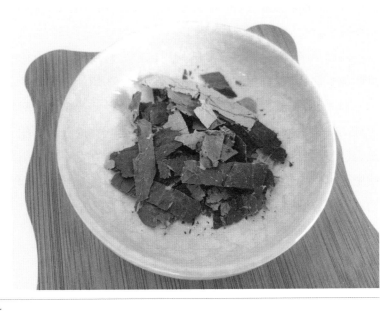

图28　荷叶

2. 荷叶的传统功效

荷叶味苦,性平,归肝、脾、胃经,具有清暑化湿、凉血止血之功效,可治疗暑热烦渴、脾虚或暑湿泄泻、血热吐衄、崩漏、便血等。荷叶炒炭使用,长于收敛化瘀止血。

3. 荷叶的现代研究

荷叶含有生物碱、黄酮、挥发油、有机酸、皂苷、甾体成分等,其中具有明显生物活性和生理功能的是黄酮类化合物和生物碱这两大类物质。现代药理研究表明,其具有抑制高胆固醇血症和动脉粥样硬化、调脂减肥、降压、抗氧化、抑菌等作用。

4. 荷叶的保健作用

《本草拾遗》记载,荷叶"主血胀腹痛,产后胞衣不下,酒煮服之;又主食野菌毒,水煮服之"。《日华子本草》又云:"止渴,并产后口干,心肺燥,烦闷。"暑热季节,荷叶是最佳消暑的药材。像荷叶饭、荷叶粥、荷叶茶,都是夏季消暑之佳品。夏季服用,对于暑热伤人之津伤口渴、燥热烦闷有较好的预防保健之功效。

而近年来,荷叶调脂减肥的作用也被大众所推崇。有研究表明,采用荷叶的不同提取物对高脂血症动物进行治疗,均能起到降低总胆固醇、甘油三酯、低密度脂蛋白胆固醇的作用。荷叶还能改善血液黏稠状态,抑制肥胖动物体重增加,改善肥胖程度。其主要活性成分为黄酮,其次为生物碱,其特点为促进胆固醇的代谢。而且荷叶有升发脾胃清阳之功效,降脂减肥而不伤胃,实属降脂减肥之佳品。以此功效为基础,荷叶也常用于防治冠心病、动脉粥样硬化等。

5. 荷 叶 药 膳

荷叶粥

原料:鲜荷叶1张,大米100克,冰糖20克(糖尿病患者可不用)。

制作方法：将鲜荷叶洗净，切碎，加适量水煎煮 30 分钟。将煎好的水滤去荷叶，用此水煮大米，米熟后放入冰糖，待冰糖溶化后即成。

功效：消除暑热，健脾养胃。

适用人群：夏季炎热之时胃口不佳者；血脂异常、肥胖的人群。

二十九、莲子

1. 莲子的由来

"水陆草木之花,可爱者甚蕃。晋陶渊明独爱菊。自李唐来,世人甚爱牡丹。予独爱莲之出淤泥而不染,濯清涟而不妖,中通外直,不蔓不枝,香远益清,亭亭净植,可远观而不可亵玩焉⋯⋯"这首北宋周敦颐的《爱莲说》可谓脍炙人口。莲子首见于《神农本草经》,又名藕实、莲实,为睡莲科植物莲的干燥成熟种子。秋季果实成熟时采割莲房,取出果实,除去果皮,干燥而成。莲在我国古籍中的记载最早可追溯到3000年前。在《诗经》中记载,"山有扶苏,显有荷华";"彼泽之陂,有蒲有荷"。莲子历来被认为是药食之佳品。莲子以湖南所产的湘莲最佳,福建所产的建莲子产量最大。莲子在我国已经有着上千年的食用和药用历史,是补脾养心、益肾涩精的佳品。莲子有红莲子和白莲子之分。秋季果实成熟时割取莲房,取出果实,除去果皮,干燥后未经加工处理过的果实即是红莲子。红莲子经过加工去皮后就成为白莲子。白莲子去掉莲子心则为莲子肉(图29)。

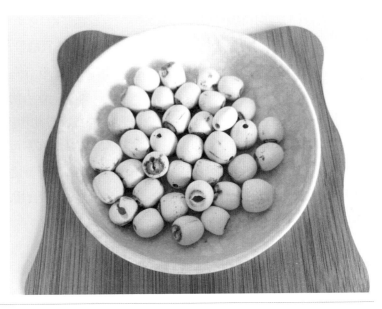

图 29　莲子肉

2. 莲子的传统功效

莲子味甘、涩,性平,归脾、肾、心经。味甘则能补,又入脾、肾经,则能滋养脾、肾。实为平补之佳品,补而不峻。又因其味涩,能收敛固涩,补涩兼备,故常用于治疗脾虚久泻、肾虚带下、遗精滑精、遗尿尿频。又入心经,能养心,交通心肾而安神,治疗心肾不交之心悸、失眠、虚烦等症。

3. 莲子的现代研究

莲子主要含有黄酮类物质,还含有多糖、淀粉、蛋白质、脂肪等,现代药理研究表明,莲子具有一定的抗氧化、延缓衰老、增强免疫的作用。

4. 莲子的保健作用

《本草纲目》中有云:莲子补中养神、益气力。久服轻身耐老,不饥延年,益心肾、固精气、强筋骨、补虚损、利耳目。莲子生命力极强,据说数百年后的莲子仍能萌发胚芽,于是人们对于莲子又有了益寿延年的遐想。《本草择要纲目》对莲赞美有加:"莲产于淤泥,而不为泥染;居于水中,而不为水没;

根茎花头,凡品难同;清净济用,群美兼得……石莲坚刚,可历永久。薏藏生意,藕复萌芽,展转生生,造化不息……医家取为服食,百病可却。盖莲之味甘气温而性啬,禀清芳之气,得稼穑之味,乃脾之果也……土为元气之母,母气既和,津液相成,神乃自生,久视耐老,此其权舆也。昔人治心肾不交,劳伤白浊,有清心莲子饮;补心肾,益精血,有瑞莲丸,皆得此理。"脾乃人后天之本,脾胃健则气血旺,气血旺则正气强,正气存内,则邪不可干,故而莲子补脾乃长寿之品诚不欺人也。莲子性平,不寒不热,乃平补之佳品,可日常服用而无上火之虞。莲子鲜者可生食,干者可泡软后煮熟食用。

5. 莲 子 药 膳

(1)冰糖莲子羹(糖尿病患者不适合)

原料:干莲子(去心)100 克,冰糖 20 克。

制作方法:将莲子洗净,加适量水浸泡一宿。将莲子与浸泡莲子的水一同放入容器中,再加适量的水,加热煮沸后转小火,加入冰糖,炖 1 小时左右,即成。

功效:补心脾,固精气。

适用人群:工作压力大,劳伤心脾,精力不足的人群。

(2)莲子糕(糖尿病患者不适合)

原料:干莲子(去心)200 克,糯米 200 克,茯苓 100 克,白糖适量。

制作方法:将莲子、糯米、茯苓一起放入食物料理机中混合打碎成细粉。将细粉倒入容器中,加入适量白糖,加适量水搅拌成糊状,上锅蒸熟后,放凉,切块,即可食用。

功效:健脾和胃。

适用人群:脾胃虚弱,食少,面黄肌瘦,大便经常不成形的人群。

三十、菊花

1. 菊花的由来

"不是花中偏爱菊，此花开尽更无花。"中国人自古爱菊，唐代诗人元稹的上述诗句就可见一斑。菊花首见于《神农本草经》，为菊科植物菊的干燥头状花序(图30)。菊花以"鞠华"之名始载于《神农本草经》，列为上品，又称为节华。李时珍称："菊花自有苦甘二种，食品须用甘菊，入药则诸菊皆可，但不得用野菊。"李时珍是这样描述菊花的："菊花春生夏茂，秋花冬实，饱经风霜，叶枯不落，花槁不零，味兼甘苦，性禀和平。"根据菊花产地和加工方法的不同，又有杭菊、亳菊、贡菊、滁菊4个品种。滁菊和亳菊一直被认为是最好的药用菊花。由于花的颜色不同，又有黄菊花和白菊花之分。均以花朵完整、颜色新鲜、气清香、少梗叶者为佳。

2. 菊花的传统功效

菊花味甘、苦，性微寒，归肺、肝经。早在《神农本草经》中就有关于菊花的记载，认为其主治"诸风头眩、肿痛，目欲脱，泪出，皮肤死肌，恶风，湿痹"。菊花具有疏散表邪之功效，但疏散

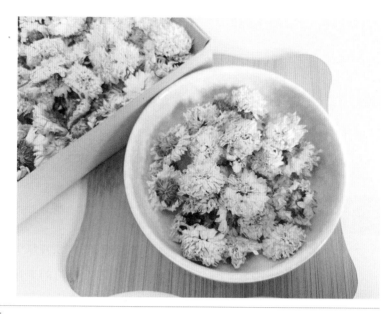

图 30　菊花

表邪的作用比较弱,常用于治疗风热感冒初起,而常与桑叶配伍使用。平时用菊花泡水喝,可以起到清热明目的作用。也可治疗肝阳上亢之头痛眩晕、肝火上炎之眩晕头痛、目赤肿痛、眼目昏花等。此外,还有一定的清热解毒功效,治疗热毒导致的疮痈肿毒等。平时可见到白菊花、黄菊花等不同品种。其中疏散风热多用黄菊花,而清肝明目宜用白菊花。

3. 菊花的现代研究

菊花主要含有挥发油、黄酮类成分以及有机酸类成分。药理实验表明,菊花煎剂对于金黄色葡萄球菌以及多种致病杆菌有一定的抗菌作用。对流感病毒 PR3 株也有抑制作用。还可解热、抗炎、镇静、降压、缩短凝血时间、抗氧化、抗衰老、抗肿瘤等。

4. 菊花的保健作用

《神农本草经》有云:菊花"久服利血气,轻身耐老延年"。《名医别录》又有菊花"安肠胃,利五脉,调四肢"的说法。这与现代研究发现其有抗衰老的作用异曲同工。诸多古籍和医家都提到了菊花防治眼病的作用,如治

"目欲脱,泪出"(《神农本草经》),"治头目风热"(甄权),"作枕明目"(大明),"养目血,去翳膜"(张元素),等等。其中白菊又有防白发和美白的功效。陶弘景言其"能令头不白"。陈藏器认为其与巨胜(芝麻)、茯苓作蜜丸服之,能"变白不老,益颜色"。

有人恐其寒凉而不敢常服,而不知其散风热作用,并不完全是因为其微寒之性得之,而其意颇深。李时珍曰:"其得金水之精英尤多,能益金水(肺、肾)二脏。补水以制火,益金所以平木,木平则风息。"可见其所熟知的散热作用,实为以补肺肾而热平。诚为可久服保健之佳品。

陆游还用菊花做枕头使用,他在诗中写道:"采得黄花作枕囊,曲屏深幌闭幽香。唤回四十三年梦,灯暗无人说断肠。"菊花枕确实有助眠的功效,可资借鉴。

5. 菊 花 药 膳

(1)菊花粥

原料:白菊花10克,糯米50克,冰糖10克(糖尿病患者可不用)。

制作方法:将糯米洗净,放入容器中,加清水适量,将白菊花用布包盛装,系紧口,放入容器中,加热熬煮至糯米软烂,加冰糖溶化后即成。

功效:平肝健脾,清热明目。

适用人群:平时性格急躁及用眼过度的人群。

(2)菊花茶

原料:白菊花10克,绿茶5克,冰糖10克(糖尿病患者可不用)。

制作方法:将白菊花、绿茶,加沸水浸泡30分钟,加冰糖,待冰糖溶化后即可饮用。

功效:疏风清热。

适用人群:风热感冒,头胀头沉,口干口渴的人群,同时还能预防夏季风热感冒和中暑。

三十一、紫苏

（紫苏叶、紫苏梗、紫苏子）

1. 紫苏的由来

紫苏首载于汉末的《名医别录》。紫苏的叶（或带嫩枝），称为紫苏叶；紫苏的茎，称为紫苏梗；紫苏的成熟果实，称为紫苏子（图31）。相传九九重阳节那天，一群人在饭馆里比赛吃螃蟹。华佗和徒弟坐在邻桌，看到那伙人飞快地吃了起来，便好心地劝说道："螃蟹性寒，不可多吃。"那群人不听华佗的劝告，一只接着一只地吃螃蟹。等到半夜，那伙人一个个大喊肚子疼。这时华佗让他们稍候，带着徒弟到了荒郊野外，采了些植物的茎叶回来，煎汤给他们喝下。过了会儿，他们的肚子都不痛了。华佗问："喝了这药，觉得怎么样？"众人回答："舒服多了。"华佗心想：这种药草还没有名字，它的颜色是紫色的，患者吃了它确实会感到舒服。今后就叫它"紫舒"吧。后来传着传着，就成了"紫苏"了。

2. 紫苏的传统功效

紫苏叶性味辛、温，归肺、脾经，具有解表散寒、行气宽中、解鱼蟹毒的作用。它常用于风寒感冒兼有气滞证，症见畏寒发热、头痛鼻塞、咳嗽痰多、胸闷不舒等。它也可以治疗脾胃气滞引起的胸脘胀闷、恶心等。此外，它还能治疗进食鱼蟹中毒而导致腹痛吐泻的患者。

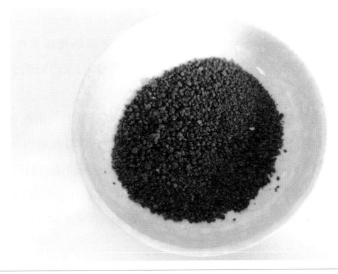

图 31　紫苏子（炒）

紫苏梗味辛，性温，归肺、脾胃经。具有理气宽中，止痛，安胎的功效。用于胸腹胀闷，胃脘疼痛，嗳气呕吐，胎动不安等。紫苏叶偏于宣肺解表散寒，而紫苏梗偏于理气安胎。

紫苏子味辛性温，归肺、大肠经。具有降气化痰、止咳平喘、润肠通便的作用。长于降肺气，化痰涎，治疗痰壅、咳嗽气喘效果好。

3. 紫苏的现代研究

现代研究表明，紫苏叶富含挥发油，具有缓和的解热作用；此外，还有抗炎、抗病原微生物、降血脂、抗氧化、保肝、促进消化液分泌，增进胃肠蠕动，减少支气管分泌、缓解支气管痉挛的作用。紫苏子主含油酸、亚油酸、亚麻酸、迷迭香酸等，具有镇咳、平喘、祛痰、降血脂、降血压、抗氧化、改善记忆力、抗炎、抗过敏、抑菌以及增强免疫等作用。

4. 紫苏的保健作用

紫苏在中国除用作中药外,也常作为食物来食用。《本草纲目》记载:"紫苏嫩时采叶,和蔬茹之,或盐及梅卤作菹食甚香,夏月作熟汤饮之……以叶生食作羹,杀一切鱼肉毒。"现代常用紫苏来蒸螃蟹等水产品,以除其毒性。而在日本紫苏多用于料理,尤其是在吃刺身时经常应用,也是为了解鱼蟹之毒。

紫苏全草可蒸馏紫苏油,紫苏子的油称为苏子油,含不饱和脂肪酸及亚油酸、亚麻酸,有"植物深海鱼油"之称。其对于调节血脂有一定的辅助作用,且能促进学习记忆功能。古人对此功效也记述颇多,甄权谓其"研汁煮粥常食,令人肥白身香"。《日华子本草》言其"调中,益五脏,止霍乱呕吐反胃,补虚劳,肥健人,利大小便,破癥结,消五膈,消痰止嗽,润心肺"。可见其具有良好的养生保健作用,可常服之。

5. 紫 苏 药 膳

苏叶瘦肉粥

原料:紫苏叶 10 克,瘦肉 50 克,大米 100 克,葱姜适量。

制作方法:大米淘洗干净,瘦肉切成丝,姜切成丝状,葱切葱花备用。锅内放冷水,下姜丝略煮。放入大米。煮至黏稠状态再把苏叶用布袋包好,下入锅中,盖上锅盖,再煮 5 分钟,出锅前撒葱花即可。

功效:宣肺健脾。

适用人群:肺气不宣,脾气不足,容易感冒咳嗽的人群。

三十二、黑芝麻

1. 黑芝麻的由来

黑芝麻始见于《神农本草经》,被称为"胡麻",也有"巨胜""方茎""方金""油麻""脂麻"等别称,为脂麻科植物脂麻的干燥成熟种子(图32)。自古以来,它被誉为"仙家食品",也是我国重要的油料作物,可以加工成香油。其制成的食品数不胜数,如黑芝麻汤圆、黑芝麻糊、黑芝麻糖、黑芝麻月饼、芝麻酱等等,深受人们喜爱。南朝著名中医陶弘景言其为"八谷之中,惟此最良"。以芝麻为原料加工成的芝麻油,又叫作香油,色泽金黄,是极具营养价值的佐餐佳品。

2. 黑芝麻的传统功效

黑芝麻味甘,性平,归肝、肾、大肠经。具有补益肝肾、补益精血、润肠通便、延年益寿的功效。可治疗精血亏虚之腰膝酸软、耳鸣耳聋、头晕眼花、须发早白、病后脱发等,常与桑叶配伍使用。黑芝麻富含油脂,可润肠通便,对于精血不足之肠燥便秘有很好的治疗作用。

但要注意,肝肾精血不足但大便溏泻者不宜服用。

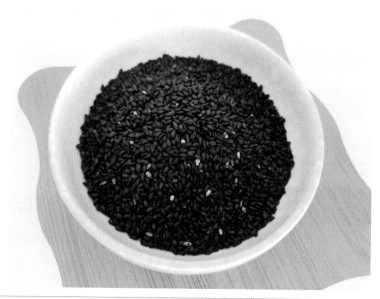

图 32　黑芝麻

3. 黑芝麻的现代研究

黑芝麻主要含有脂肪油,油中主要为油酸、亚油酸等成分。还含有植物蛋白、糖类、磷脂类、多种维生素及微量元素。现代药理研究表明,黑芝麻具有抗衰老、降血糖、防治动脉硬化、调节血脂、滑肠缓泻、抗炎等功效。

4. 黑芝麻的保健作用

《神农本草经》言其"主伤中虚赢,补五内,益气力,长肌肉,填髓脑。久服轻身不老"。《名医别录》云其能"坚筋骨,明耳目,耐饥渴,延年"。其色黑,通于肾,而能润燥。现代动物实验也表明,黑芝麻油使实验动物衰老现象推迟发生。其含有的不饱和脂肪酸等,有益寿延年的功效,且对儿童的脑部发育有重要作用,对延缓脑细胞老化也有一定的功效,诚为抗衰老之佳品。

古代还有用其代餐的方法。有因疾病不能食或多食粮食及膏粱之品者,可用熟黑芝麻和茯苓为粉,蜜(现代或用水)和为面,蒸食之,日久而气力不衰。今人素食为主,脂肪摄入不够者,可借鉴之。

此外,黑芝麻还有再生黑色素的功效,能促使白发变黑。

5. 黑芝麻药膳

黑芝麻茯苓粥

原料:炒熟黑芝麻 50 克,茯苓粉 50 克,大米 100 克。

制作方法:将黑芝麻和大米、茯苓粉同入锅中,加适量水,煮熟。可加白糖或蜂蜜调匀后服用(糖尿病患者可不用)。

功效:养生抗衰。

适用人群:一般人群均可食用。

三十三、槐花

1. 槐花的由来

槐花首载于《日华子本草》,为豆科植物槐的干燥花及花蕾(图33)。而对于槐实(槐的果实),早在《神农本草经》中就有记载,并将其列为了上品。著名诗人白居易就有"凉风木槿篱,暮雨槐花枝"的咏槐诗句。槐树高大,我国北方随处可见。其花未开时,状如米粒,故有槐米之称。民间也有采摘鲜槐花做凉拌之菜肴,不仅味道鲜美,而且具有一定的保健养生功效。

2. 槐花的传统功效

槐花味苦,性微寒,归肝、大肠经。因其性微寒,可凉血止血,治疗由于血热导致的各种出血之症如吐血、衄血、便血、痔疮出血、崩漏下血等,尤其是对于大肠火盛之便血、痔疮出血、血痢效果良好。此外,槐花入肝经,善于清肝火,可用一味槐花煎水饮用,治疗肝火上炎之目赤肿痛、头晕头痛等,疗效甚佳。一般如果用其清热之性,用生槐花;而如果用其止血之性,则用槐花炭。

但要注意,槐花性寒凉,因此脾胃虚寒者不宜使用。

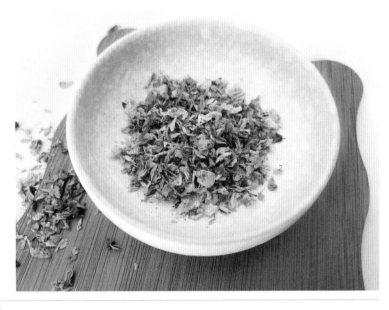

图 33　槐花

3. 槐花的现代研究

槐花主要含有黄酮类成分,如芦丁、槲皮素等,以及三萜皂苷类成分。现代药理研究表明,槐花具有止血、抗炎、抗菌、缩短凝血时间、降低心肌收缩力等作用,还能降压、降脂、减肥等。

4. 槐花的保健作用

槐花味苦、色黄,气凉。李时珍称其为"阳明、厥阴血分药也"。阳明乃手阳明大肠经,厥阴乃足厥阴肝经,也就是主治大肠经以及肝经相关疾患。肝经血热上行之头晕头痛,类似于现在的脑血管疾病及高血压;结合其现代研究可知,槐花其中的重要成分芦丁,具有降低毛细血管通透性、抗炎、抗血小板聚集、抗自由基活性,抗脂质过氧化等作用,在保护心脑血管方面具有重要作用。早已开发出成药(曲克芦丁片),作为抗凝血药,防止血栓形成。因此,槐花能对脑血管病、高血压等相关疾病有一定的预防保健作用。

而大肠有热之大便下血多与西医学的肛门直肠疾病如痔疮、肛裂、肛周脓肿等有关。现代研究表明,槐花具有止血、抗炎、抗菌等作用。因此,槐花对于血热造成的肛门直肠相关疾病也有一定的预防保健作用。

5. 槐 花 药 膳

(1)槐花橘络饮

原料:槐花3克,橘络3克。

制作方法:橘络、槐花放入开水中浸泡30分钟后即可饮用。

功效:行气通络,化痰止咳,凉血、止血、降压。

适用人群:痔疮便血,经常咳嗽,胸胁不适,急躁易怒等血热气滞的人群。对于保护血管、辅助预防血栓、高血压有一定的作用。

(2)槐花茶

原料:槐花5克。

制作方法:用夏季采摘的鲜槐花及花蕾,晒干后(或在药店购买的干槐花),加开水浸泡30分钟后即可饮用。

功效:清肝凉血。

适用人群:肝火旺盛,急躁易怒,头晕目眩,血压升高的人群。

三十四、蜂蜜

1. 蜂蜜的由来

蜂蜜(图34)首见于《神农本草经》,被列为上品。为蜜蜂科昆虫中华蜜蜂或意大利蜜蜂所酿的蜜。以稠如凝脂、味甜纯正者为佳品。古人有诗赞美其:"散似甘露,凝如割脂,冰鲜玉润,髓滑兰香。百药须之以谐和,扁鹊得之而术良。"李时珍有言:"蜂采无毒之花,酿以小便而成蜜,所谓臭腐生神奇也。"蜂蜜在古时候是中东的一种主要食物。现代有不同花所酿的蜜,如常见的槐花蜜、荆花蜜、枣花蜜,以及枇杷、荔枝、龙眼、椴树、桂花、柚子、柑橘等花源酿的蜜。可以为单一花酿的蜜,称为单花蜜,也有多种花酿的蜜,称为杂花蜜。蜂蜜味道甜美,既可以替代白糖作为调味品,也可作为加工蜜饯食品及酿造蜜酒的原料,当然还可供药用。人类医学史上第一个肛门栓剂——汉代张仲景的蜜煎导方,就是用蜂蜜为原料制成,以治疗便秘。

2. 蜂蜜的传统功效

蜂蜜味甘,性平,归肺、脾、大肠经。它在中药学中被列为补气药,具有补中润燥、缓急止痛、

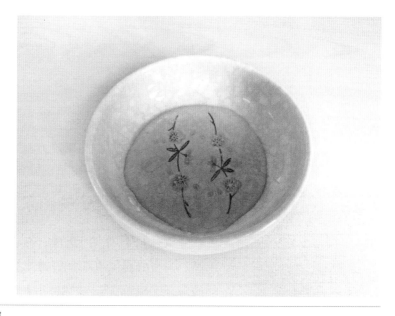

图 34　蜂蜜

解毒、生肌敛疮之功效。蜂蜜为营养丰富的补脾益气药物,可以治疗脾胃虚弱、营养不良的患者。又由于其味甘,能缓急止痛,对于脾胃虚弱导致脘腹疼痛、喜按,尤其是空腹痛甚的患者,效果良好。又因其质润,入肺经,故能润肺止咳,补肺益气,治疗虚性久咳,咳声无力,咽干少痰者。因其质润,入大肠,能润肠通便,适用于肠燥便秘的患者,可早晚各服一小勺蜂蜜,有很好的疗效。蜂蜜外敷患处,可有生肌敛疮之功效,治疗水火烫伤、疮疡不敛等,有佳效。可直接用蜜涂抹患处。此外,蜂蜜还能够解川乌、草乌、附子等乌头类药物的毒性。同时也常作为滋补类丸剂、膏滋剂以及炮制止咳药物的重要辅料,如大蜜丸等。但要注意的是,蜂蜜甘润滋腻,有助湿使人胀满的弊端,因此湿阻中满的患者以及热痰之患者均不宜使用。

3. 蜂蜜的现代研究

蜂蜜主要含有葡萄糖及果糖、糊精、挥发油、有机酸等物质。现代药理研究表明,蜂蜜具有显著缩短排便时间、增强体液免疫、抑菌、促进创伤组织愈合、保肝、抗肿瘤等功效。

4. 蜂蜜的保健作用

《神农本草经》记载,蜂蜜能"安五脏诸不足,益气补中、止痛解毒、除众病、和百药。久服,强志轻身,不饥不老"。《随息居饮食谱》中对蜂蜜有如下记载:"蜜者,密也。味甘质润,而性主固密。护内,故能补中益气,养液安神,润肺和营,杀虫恶毒。生者凉,熟者平。以色白起沙,而作梨花香者为胜。"可见其对人体具有"补""固""密护"的功效。蜂蜜对于身体虚弱的患者,有较好的补中益气之作用。它特别适合气虚便秘的患者长期服用。现代医学也表明,蜂蜜可增强免疫,因此对于工作压力大、休息时间少、容易疲劳、免疫力差的年轻人,也是很好的平补之品。

但要注意的是,天然的含有活性酶的蜂蜜不能加热至60℃以上,因此,用温水调服的话,一定要注意温度不宜过高。其含糖量较高,故而不适合于糖尿病患者。

5. 蜂 蜜 药 膳

蜜姜膏(糖尿病患者不适合)

原料:蜂蜜500克,生姜1000克。

制作方法:生姜榨取汁备用。将蜂蜜和姜汁一同放入容器中,小火熬煮,将姜汁熬进蜂蜜中即可。每次服用如红枣大小的蜂蜜,每日3次。

功效:润肺、温肺止咳。

适用人群:久咳属肺寒肺燥的人群,症见干咳少痰或无痰,遇冷加重。

三十五、酸枣仁

1. 酸枣仁的由来

酸枣是大家经常能够在市场上见到的食品，尤其是到郊外旅游的时候，当地村民经常把酸枣沿路售卖，爬山郊游之余，一颗颗酸枣入口，酸酸甜甜，生津止渴，好不惬意。酸枣树，是我国最古老的野生果树之一，分布广泛，资源丰富。而作为药食同源的酸枣仁（图35），历史悠久，早在《神农本草经》中就有记载，其为鼠李科植物酸枣的干燥成熟种子。以粒大饱满，肥厚油润，外皮紫红色，肉色黄白者为佳。

2. 酸枣仁的传统功效

酸枣仁味甘、酸，性平，归肝、胆、心经。它能养心阴，养肝血，以达到宁心安神的功效，被誉为养心安神之要药，对于心肝阴血不足之失眠多梦、惊悸等有较好的治疗作用。酸枣仁味酸，能生津止渴，可治疗津伤口渴之症。它又能收敛止汗，用于治疗体虚之自汗、盗汗等症。

3. 酸枣仁的现代研究

酸枣仁主要含有三萜皂苷类、生物碱类、黄

酮类成分,现代药理研究表明,其具有催眠、镇静、镇痛、降压、抗心肌缺血、抗心律失常、降血脂、抗血小板聚集、增强免疫、抗肿瘤、抗衰老等作用。

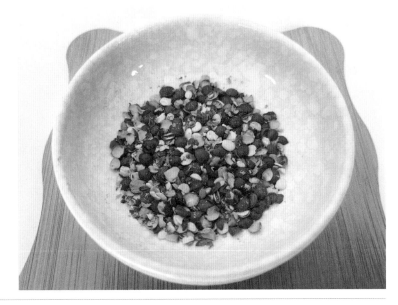

图35　酸枣仁

4. 酸枣仁的保健作用

《神农本草经》对酸枣有如下描述:"主治心腹寒热,邪结气聚,四肢酸痛湿痹。久服,安五脏,轻身延年。"《名医别录》云:"烦心不得眠……虚汗烦渴,补中,益肝气,坚筋骨,助阴气,能令人肥健。"而酸枣仁甘润,炒后治失眠。而生用治多眠。结合现代药理研究其具有的镇静、催眠、降压之功效,但不会引起麻醉,因此对于调节睡眠有很好的保健作用。"阳入于阴谓之寐",酸枣仁补肝体,以益肝用。能补肝之阴血虚,敛肝之浮亢之阳,对于经常熬夜、用眼过度、思虑过度、肝阳上亢之高血压导致的失眠,有很好的预防和治疗的作用。对于以上失眠患者,每天晚上可直接用炒酸枣仁10克,研粉,嚼服,效佳。

经常食用作为食物的酸枣,也有养肝助阴,收敛浮阳之功效。但要注意,胃酸过多者不宜多食。

5. 酸枣仁药膳

(1)酸枣仁粥

原料：炒酸枣仁 15 克，大米 100 克，冰糖 15 克（糖尿病患者可不用）。

制作方法：将酸枣仁打碎，装入布袋中。与大米一起，投入容器中，加适量水熬煮，至米熟，加入冰糖，待冰糖溶化后即可食用。

功效：养心安神。

适用人群：平时用脑过度或年老体衰，表现为入睡困难，早醒，多梦，神经衰弱的心脾两虚人群。

(2)五味枣仁助眠粉

原料：炒酸枣仁 5 克，五味子 3 克。

制作方法：将炒酸枣仁和五味子混合打碎后直接服用即可。

功效：养心安神。

适用人群：用脑过度或兴奋过度，入睡困难的人群。

三十六、薄荷

1. 薄荷的由来

薄荷(图 36)始载于《新修本草》,为唇形科植物薄荷的干燥地上部分。它是一种有特种经济价值的芳香作物。在很多饮品、食物中都能见到薄荷的身影。如蜂蜜柚子茶中的几片薄荷叶,芬馥芳香,沁人心脾,顿消人之烦热气燥。在口香糖中,薄荷也是必备的口味。诸如牙膏、沐浴液中都不乏薄荷的成分。无论是在东方还是西方,薄荷都深受人们的喜爱。在希腊神话中,也有薄荷的记载。传说冥王哈迪斯爱上了精灵曼茜,引得冥王妻子的嫉妒。为了使冥王忘记曼茜,妻子将曼茜变成了一株不起眼的小草,长在路边,任人踩踏。可是内心坚强善良的曼茜变成小草后,她身上却拥有了一股令人舒服的清凉迷人的芬芳,越是被摧折踩踏就越浓烈。虽然变成了小草,她却被越来越多的人喜爱。人们把这种草叫薄荷。在西方菜肴当中,薄荷更是随处可见。它常用作沙拉调味料或用于佐食荤料(如牛排、羊排)菜肴,有除腥、解腻、提味的功能,还能用于调制鸡尾酒等等。我国薄荷主产于江苏太仓、湖南、浙江等省(市),以叶多、色深绿、气味浓者为佳。

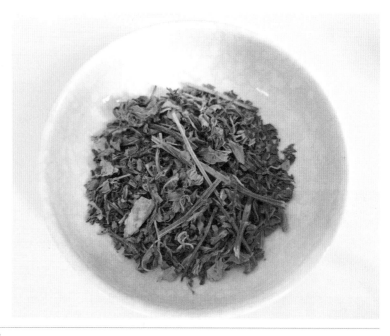

图 36　薄荷

2. 薄荷的传统功效

薄荷味辛,性凉,归肺、肝经。其为疏散风热常用之品,治疗风热感冒经常使用薄荷这味药。薄荷含有挥发油成分,有清凉感,常作为润喉糖的原料。因为它的辛味很强,所以具有很强的发散作用,还兼有发汗的作用。通过辛凉发汗将热邪透出。对于风热感冒症见发热、微恶风寒、头痛、咽痛有良效。此外,薄荷能入肝经,具有疏肝行气的功效,对于肝郁气滞、胸胁胀痛、月经不调等有治疗作用。

但薄荷的挥发性较强,久煎后会因挥发油丢失而失效。故而要后下。薄荷辛散之力较强,易发汗耗气,因此体虚多汗者不宜使用。

3. 薄荷的现代研究

薄荷主要含有挥发油类成分,如薄荷脑、薄荷酮、柠檬烯等。现代药理实验表明,薄荷的挥发油可兴奋中枢神经系统,使皮肤的毛细血管扩张,促进排汗,加快散热,起到发汗退热的作用。薄荷煎剂对多种致病菌有抑制作用。

4. 薄荷的保健作用

孙思邈谓其"作菜久食,却肾气,辟邪毒,除劳气,令人口气香洁"。现代医学也表明,薄荷能抑制多种致病菌。跟古书中描述的"辟邪毒"异曲同工。自古至今,都有将薄荷做成香囊来预防感冒等呼吸道传染病的用法。李时珍言其"利咽喉口齿诸病,治瘰疬疮疥,风瘙瘾疹。捣汁含漱,去舌苔语涩"。因此,它对于口腔疾病有很好的治疗效果。薄荷还能够芬芳口气,可作为现代社交中的必备神器。用薄荷水来漱口,既能避免含乙醇的漱口水对口腔黏膜的刺激,又经济实惠。此外,由于薄荷具有发散之性,故对于一些外科、皮肤科疾病如湿疹、荨麻疹、瘰病等都有不错的疗效。李时珍还记载了用薄荷止鼻血的小方法,将鲜薄荷叶揉烂后塞鼻,能快速止住鼻子出血。这充分体现了中医药简便验廉的特点。

5. 薄 荷 药 膳

薄荷沙参茶

原料:薄荷3克,南沙参5克。

制作方法:将上两味用开水浸泡30分钟后即可饮用。

功效:疏散风热,养阴祛痰。

适用人群:风热感冒的人群或容易上火、口干、有痰的人群。

三十七、覆盆子

1. 覆盆子的由来

覆盆子首载于《名医别录》,为蔷薇科植物华东覆盆子的干燥果实(图37)。覆盆子的名称由来有两种说法:其一是其形似覆盆之状,故名;其二是其作用能缩小便,治疗肾虚遗尿、尿频之证,用此药后,小便减少,因此小便盆就可以覆住不用,故名。新鲜覆盆子不易保存,因此目前药店出售的都是干的覆盆子,其功效与鲜覆盆子类似。市场上有一种树莓,与这里的覆盆子不是一物,古人也经常将二者混淆。李时珍曾解释道:"悬钩(树莓)是树生,覆盆是藤生,子状虽同,而覆盆色乌赤,悬钩色红赤,功亦不同。"覆盆子主产于浙江、湖北、江西、福建等省,以粒完整饱满、坚实、色黄绿、具酸味者为佳。

2. 覆盆子的传统功效

覆盆子味甘、酸,性温,入肝、肾、膀胱经,具有益肾固精缩尿、养肝明目的功效。它能治疗肾虚之遗精、滑精、阳痿、早泄、不孕、遗尿、尿频,都与其补肾的功效有关。肝开窍于目,肝肾同源。因此,肝肾不足时容易出现目暗不明等眼科问题,此时可用覆盆子配伍枸杞子、桑椹等来治疗,疗效显著。

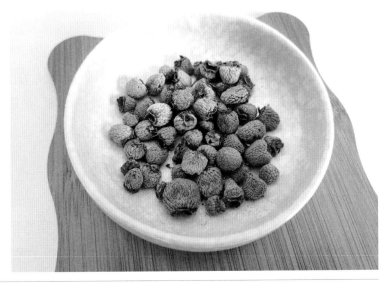

图 37　覆盆子

需要注意的是,覆盆子性温,因此阴虚火旺、膀胱湿热之小便短涩者不宜使用。

3. 覆盆子的现代研究

覆盆子主要含有有机酸类成分如覆盆子酸。还有黄酮类、多糖等成分。现代药理研究表明,覆盆子具有调节下丘脑 - 垂体 - 性腺轴的功能,具有改善学习记忆能力、抗衰老、抗菌等作用。

4. 覆盆子的保健作用

《名医别录》对覆盆子作用的描述是:"主益气轻身,令发不白"。《日华子本草》又有言其能 "安五脏,益颜色,养精气,长发,强志。疗中风身热及惊"。以上文献都说明了覆盆子具有抗衰老的作用,与现代药理研究结果相同。而从中医角度看,覆盆子是通过滋养阴血来达到抗衰老之功效的。《本草正义》指出:"覆盆,为滋养真阴之药,味带微酸,能收摄耗散之阴气而生精液。"李时珍认为其补益之力与桑椹同功。因此,常服覆盆子有抗衰老、养颜、养发、养脑、养气力的功效。

《药性论》又言其"主男子肾精虚竭,女子食之有子。主阴痿。"在《李时珍濒湖集简方》中,介绍了用覆盆子酒浸焙干后研成细末,每天早上用米酒调服覆盆子末 10 克左右,可有治疗阳痿的效果。结合其现代药理研究,其能具有调节下丘脑 - 垂体 - 性腺轴的功能,增强生育能力的作用。因此对于欲嗣的人群有一定的保健功效。对于需要滋阴的人群,是适合长期食用的养生保健佳品。

5. 覆盆子药膳

(1)覆盆子排骨汤

原料:覆盆子 10 克,排骨 250 克,玉米 1 个,姜 3 片,盐适量。

制作方法:将排骨焯水,玉米洗净、切断,放入砂锅中,加适量水,放入覆盆子(可用布袋包好)、姜片,大火煮沸后小火炖 1 小时,放入食盐调味,即成。

功效:补益肝肾,明目养颜。

适用人群:一般人群均可食用。

(2)覆盆枸杞女贞酒

原料:覆盆子 30 克,枸杞子 30 克,女贞子 30 克,米酒 1 000 毫升。

制作方法:将覆盆子、枸杞子、女贞子装入泡酒容器中,加入米酒后,密封住瓶口,放置在阴凉处,2~3 周后,将酒滤过取汁,放入冰箱中冷藏保存。每天饮用 50 毫升。

功效:补肾益精,明目乌发。

适用人群:一般人群均可饮用。

三十八、薏苡仁

1. 薏苡仁的由来

薏苡仁又名薏米、薏仁、米仁、苡仁(图38),是生活中常见的粮食作物,也是一味重要的中药材。薏苡仁首载于《神农本草经》,为禾本科植物薏苡的干燥成熟果仁。薏苡仁在我国栽培历史悠久,是我国古老的药食同源的粮食之一。其营养价值很高,被称为"禾本植物之王"。在邻国日本,薏苡仁被列为防癌之食品,广受大家的喜爱。以粒大、饱满、色白为佳。

2. 薏苡仁的传统功效

薏苡仁味甘、淡,性微寒,归脾、胃、肺经。中医认为,药味淡则能渗能利,因此薏苡仁可利水消肿。脾又主运化水湿,脾虚则水湿内生。薏苡仁又有健脾补中之功效。因此对于脾虚湿盛之水肿腹胀、小便不利、泄泻等有很好的治疗效果。薏苡仁又能渗湿除痹,缓和拘挛,因此又为治疗湿痹筋脉拘挛疼痛之常用药。在肺系疾病中,薏苡仁也有很大的用武之地。能清肺及大肠之热,能排脓消痈,治疗肺痈、胸痛、咳吐腥臭脓痰,常与芦根等一起使用。此外还能治疗肠痈。近年来,薏苡仁抗癌的作用有了比较深入的研究。因其能解毒散结,故有治疗癌肿的作用。

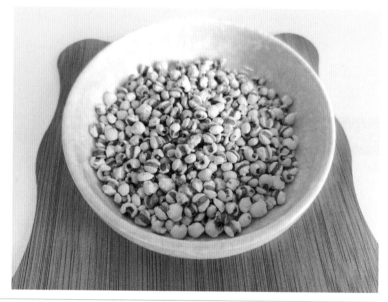

图38 薏苡仁

需要注意的是,薏苡仁性滑利,为妊娠的慎用药,因此孕妇不宜使用。

3. 薏苡仁的现代研究

薏苡仁主要含有脂类成分、甾醇类成分、多糖类成分,并含有脂肪油,油中含肉豆蔻酸、芸薹甾醇、棕榈酸等。现代药理研究表明,薏苡仁煎剂、乙醇及丙酮提取物对肿瘤细胞有明显的抑制作用,还具有解热镇痛、抗炎、抗菌、抗病毒、调节免疫、降血糖等作用。其中薏苡仁油对细胞免疫、体液免疫均有促进作用。

4. 薏苡仁的保健作用

《神农本草经》对薏苡仁是这样描述的:"主筋急拘挛,不可屈伸,久风湿痹,下气。久服轻身益气。"《名医别录》言其"除筋骨中邪气不仁,利肠胃,消水肿,令人能食"。古人认为其能当饭食用,"主不饥,温气",煮水喝能"止消渴"。可见其健脾益胃的作用明显。通过健脾,来达到除湿之功效。现代人常服"薏苡仁粉",用于健脾除湿。

其疗肿瘤的功效,在《严氏济生方》中已见端倪。书中指出,其治肺损咯血,其主治病证的表现与现在肺癌的某些症状类似。现代药理研究也为其治疗癌症提供了理论依据。薏苡仁中提取的有效成分,现已做成中成药及中药注射剂,适用于不宜手术的气阴两虚、脾虚湿困型原发性非小细胞肺癌及原发性肝癌,配合放、化疗有一定的增效作用,对中晚期肿瘤患者具有一定的抗恶病质和止痛作用。其为双相广谱抗癌药,既能高效抑杀癌细胞,又能显著提高机体免疫功能。当代国医大师何任教授,常让肿瘤患者自行在家熬制薏苡仁水长期服用。因此,对于肿瘤患者或者有肿瘤家族史的人群,可以常服薏苡仁水或薏苡仁粉,有一定的预防和治疗作用。

5. 薏苡仁药膳

薏苡莲子百合粥

原料:薏苡仁 100 克,莲子 50 克,百合 20 克,大米 50 克。

制作方法:将上述原料洗净后,上锅煮烂,米熟粥成。可加适量的蜂蜜或红糖调味(糖尿病患者可不用)。

功效:健脾祛湿。

适用人群:脾虚湿盛、大便长期不成形的人群以及有肿瘤家族史(尤其是肝癌、肺癌)的人群。

三十九、党参

1. 党参的由来

党参是大家耳熟能详的一味药物(图39),被认为是补气的常用中药。然而,党参的药用历史却并不长。党参见于清代以后的著作中,如《本草从新》《本经逢原》等,为桔梗科植物党参、素花党参或川党参的干燥根,主产于山西、陕西、甘肃、四川及东北地区。古有上党人参一说,有些人认为党参就是上党人参,应该是有误的。在古上党人参(应为五加科植物)绝迹以后,新出之党参源自桔梗科植物,不可混为一谈。清代《本草从新》之前,党参尚未单列,《本草纲目》中也未见党参一说。党参以条粗壮、质柔润、气味浓、嚼之无渣者为佳。

2. 党参的传统功效

党参味甘性平,归脾、肺经。中医认为,其味甘能补,性平而不易上火,是一味平和的补气药,具有补脾益肺,养血生津的功效。一般认为,党参可以代替人参来补脾肺之气,但无法代替其大补元气、复脉固脱的作用。其补脾肺之气的作用类似于人参,但其药力要比人参弱。对于一般程

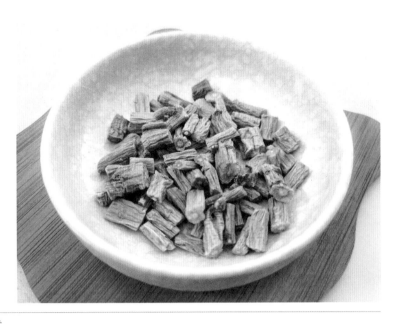

图 39 党参

度的脾肺气虚,用党参就可以了。如要代替人参的补气作用,则需要加大其用量。党参可用于治疗脾虚食少,倦怠乏力,肺虚咳喘等证。此外,党参还有养血之功效,对于气血两虚之证,症见心悸、头晕、面色萎黄等,有较好的作用。与人参、西洋参类似,党参也有生津之功效,对于气津两伤之乏力气短、口渴之证,常与麦冬、五味子同用。

需要注意的是,党参不宜与藜芦同用。

3. 党参的现代研究

党参主要含有党参多糖、党参皂苷以及内酯类、黄酮类的物质。现代药理研究表明,党参能增强免疫功能、抗应激、调整胃肠运动、抗溃疡、延缓衰老、降低血糖、调节血脂、调节血压、抗心肌缺血、抗缺氧、增强造血功能、抗辐射等。它可在心脑血管、消化系统以及内分泌系统疾病中广泛应用。

4. 党参的保健作用

《本经逢原》记载:"上党人参,虽无甘温峻补之功,却有甘平清肺之力,亦不似沙参之性寒专泄肺气也。"《本草从新》谓其"补中益气,和脾胃,除烦渴。用以调补,甚为平妥"。虽然古籍中关于党参的记载不多,但对其性能的认识基本充分。党参乃平补之品也。现代对于党参中的重要有效成分党参多糖调节免疫作用的研究颇多也较深入,表明其有很好的提高免疫功能的作用。党参对于由于各种原因尤其是工作疲劳、年龄增大等导致的正气不足以及肺热之烦渴,有很好的保健养生作用。其特点是补而不上火,清而不泄气,非常适合现代社会由于生活节奏快、易有内热的广大人群用于滋补时使用,十分稳妥。其用于煲汤的效果更好。

5. 党 参 药 膳

党参怀山老鸡汤

原料:党参15克,山药50克,鸡1只,调料若干。

制作方法:将党参洗净,用布袋包好,山药削皮,鸡清洗干净,备用。在常规炖鸡汤的基础上,加入党参和山药,共煮1小时以上,即可。可吃肉喝汤。

功效:补气养血,抗疲劳。

适用人群:平时工作劳累,自觉气短乏力以及年长不耐劳力的人群。

四十、肉苁蓉

1. 肉苁蓉的由来

肉苁蓉(图40)是一味名贵的滋补药,是我国历代抗衰老方中的"常客"。它又名"金笋""地精""大芸"等,首载于《神农本草经》,被列为上品。其为列当科植物肉苁蓉或管花肉苁蓉的干燥带鳞叶的肉质茎,主产于我国内蒙古、甘肃、新疆、宁夏等地区。在古代,肉苁蓉被西域各国作为上贡朝廷的珍贵药品。因其产于沙漠地区,野生资源稀少,又有良好的滋补作用,人们也习称其为"沙漠人参"。它被列入国家重点三级保护野生植物名录中。李时珍在《本草纲目》中指出:"此物补而不峻,故有从容之号。从容,和缓之貌。"肉苁蓉以条粗壮、密被鳞片、色棕褐、质柔润者为佳。

2. 肉苁蓉的传统功效

肉苁蓉味甘、咸,性温,归肾、大肠经,具有补肾阳、益精血、润肠通便的功效。其味甘能补,味咸入肾,性温能温阳,对于肾中阳气不足的畏寒肢冷、阳痿、小便淋沥不禁以及肾中精血不足之筋骨无力、腰膝酸软、男子精薄清稀、女

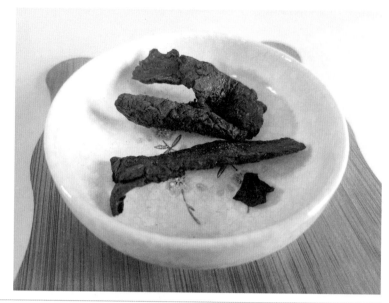

图40 肉苁蓉

子月经量少色淡、不孕不育等有很好的治疗作用。它是一味非常全面的补肾良药。补肾阳药通常较燥,而肉苁蓉则不然,其质润,其性亦润,能入大肠以润肠通便,对于既有便秘又有肾阳虚的患者尤为适合。而这种情况多见于老年人。其名"苁蓉",可想而知其具有"从容"之性,乃补肾中之温和之品,对于老年人甚为合适。

但要注意的是,肉苁蓉虽有补阳、润肠之功效,但对于平时阴虚火旺的患者,有内热特别是热结便秘的患者(肉苁蓉治的是虚性便秘,而非实性便秘)以及大便溏泻的患者都不适宜服用。

3. 肉苁蓉的现代研究

肉苁蓉主要含有松果菊苷、毛蕊花糖苷,也含有表马钱子酸、生物碱、糖类等物质。现代药理研究表明,肉苁蓉能够调节机体免疫、促进性激素分泌、改善学习记忆、抗衰老、抗疲劳、抗辐射、保肝、抗肿瘤、改善肾功能、促进胚胎发育等作用。

4. 肉苁蓉的保健作用

《神农本草经》记载，肉苁蓉"主五劳七伤，补中，除茎中寒热痛，养五脏，强阴，益精气，多子，妇人癥瘕。久服轻身"。《名医别录》认为，肉苁蓉"益髓，悦颜色，延年，大补壮阳"。从以上描述可以看出，肉苁蓉对于养生强体、抗衰延年、提高生殖功能等方面有突出的作用。据古籍记载，用嫩肉苁蓉与山茱萸、羊肉做羹，"极美好，益人，胜服补药"。可见，自古肉苁蓉就是人们喜爱的滋补之品。现代研究也支持了古代的说法。研究证明肉苁蓉可促进性激素分泌或表现性激素样作用，对于提高生精功能、精液质量等有很好的作用。肉苁蓉多糖类成分对于抗衰老有明显的作用。因此，肉苁蓉的保健作用主要在抗衰老、提高生殖功能方面。但要注意，这个作用是炮制后的肉苁蓉来实现的。目前市场上销售的肉苁蓉基本上都是炮制后的肉苁蓉，用黄酒蒸制而成，也称作制肉苁蓉。

5. 肉苁蓉药膳

苁蓉羊肉羹

原料：肉苁蓉 20 克，羊肉 250 克，葱、姜、白萝卜适量，盐适量。

制作方法：将羊肉切块，焯水备用，肉苁蓉洗净，装入纱布袋。将所有原料放入砂锅中，加适量水炖煮 1~1.5 小时，即可食肉饮汤。

功效：温肾助阳，扶正抗衰。

适用人群：素体肾阳不足，怕冷，容易疲乏的人群。

四十一、西洋参

1. 西洋参的由来

西洋参(图 41)又名花旗参,首见于清代《增订本草备要》,为五加科植物西洋参的干燥根。其名西洋,可知其产于过去被称之为"西洋"的西方国家。西洋参原产于北美地区,其主产地在北纬 30°~47° 的森林中。早在 18 世纪初,西方人看到我国东北地区主产的人参有着"神奇"的功效,他们不相信这么好的东西只在中国有,终于在与中国东北纬度相似地区(东北人参的主产区位于北纬 33°~48° 之间)的北美原始森林中找到了与我国东北人参形态相似的植物,后又远销中国。西洋参在美国的威斯康星州和加拿大的多伦多产量最大,于 20 世纪 80 年代在中国引种成功。目前,中国已经成为世界第三大西洋参生产国。而从西洋参的消费量上,中国则处在首位,可见其非常受我国消费者的欢迎。西洋参是中药滋补之佳品,以条粗、完整、皮细、横纹多、质地坚实者为佳。

2. 西洋参的传统功效

西洋参味甘而微苦,性凉,归心、肺、肾经,

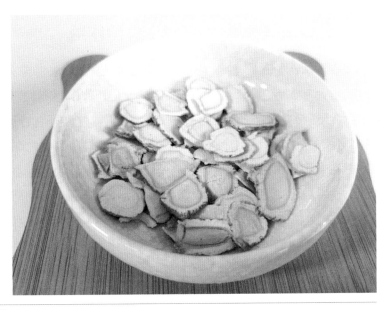

图41 西洋参

具有补气养阴、清热生津之功效。与人参相比,两者都能益气,治疗元气耗伤之证。但西洋参补气之力较人参稍逊,然而其具有养阴清热之功,故可用于气阴两虚之证。对于夏季暑热伤及气阴之神疲乏力、口干咽燥之证,以及消渴之气阴两伤之证,以西洋参治之效佳。西洋参补气时着重于补肺气,对于诸如说话过多等导致的肺气不足疗效很好。此外,西洋参还能补心气,略能益脾气,再加上其能养阴,因此对于肺、心、脾之气阴两虚都有很好的治疗作用。

西洋参属于贵重药,因此在煎煮的时候,要求另煎兑服,以免浪费药材。因其性寒凉,有可能伤阳助湿,因此对于中阳不足、寒湿较重者不宜服用。还要注意西洋参不能跟藜芦一同服用。

3. 西洋参的现代研究

其化学成分主要含有人参皂苷 Rg1、Rb1、Rc、Rd,多糖,还含有黄酮类、挥发油,有机酸,甾醇,核酸,氨基酸,蛋白质等。现代药理研究表明,西洋参具有增强免疫、抗疲劳、增强耐缺氧能力、升高白细胞、保肝、抗肿瘤、降血压、降血脂、降血糖、中枢抑制、抗心律失常、镇静等多方面的药理作用。

4. 西洋参的保健作用

《本草从新》记载,西洋参"苦寒微甘,味浓气薄,补肺降火,生津液,除烦倦,虚而有火者相宜"。近代名医张锡纯在其著作《医学衷中参西录》中有言:"西洋参性凉而补,凡欲用人参而不受人参之温补者皆可以此代之。"对于日常的补气、养阴,特别是夏日炎热造成的气阴两虚之证,像一些教师朋友,在炎热夏季,上课较多,容易造成气短口干的情况。言多伤气,同时也伤阴,这时用西洋参就是非常恰当的。而西洋参增强免疫功能也非常显著,现代研究较多,西洋参中所含的多糖类物质较多,多糖是免疫活性较强的一类物质,能够明确提高人体的免疫功能。因此,对于免疫力低下和容易疲劳的气虚人群,尤其是伴有热象如口干口渴等,不能耐受人参的温热之性,这时用西洋参气阴两补,又清热生津,较为恰当。

5. 西洋参药膳

(1)西洋参代茶饮

原料:西洋参3克。

制作方法:将西洋参3克放入杯中,加适量开水,静置15分钟,搅拌均匀,即可代茶饮。

功效:补气养阴,清火生津。

适用人群:免疫力低下、容易疲劳伴有口干等热象的气阴两虚人群。

(2)西洋参老鸭汤

原料:西洋参5克,鸭子1只。

制作方法:将鸭子洗净,切块,焯水后备用。将沥干水的鸭子放入到隔水炖盅中,加入5克西洋参,加入适量开水,炖盅外亦加开水。炖1.5~2小时,加适量食盐调味即可。食肉喝汤。

功效:鸭肉寒凉,乃清补之品。与西洋参同用,共奏补气养阴,清火生津之功。

适用人群:免疫力低下、容易疲劳伴有口干等热象的气阴两虚人群。

四十二、黄芪

1. 黄芪的由来

黄芪(图42),古称黄耆,是被人们熟知的一种补气类中药。黄芪首见于《神农本草经》,被列为上品。李时珍说:"耆,长也。黄耆色黄,为补药之长,故名。"近代名医张锡纯进一步解释说,黄芪"为补气之功最优,故推为补药之长,而名之曰耆也"。黄芪为豆科植物蒙古黄芪或膜荚黄芪的干燥根。黄芪主产于山西、黑龙江、内蒙古等省区,以条粗长、断面色黄白、味甜、有粉性者为佳。

2. 黄芪的传统功效

黄芪味甘,性微温,归脾、肺经。其味甘而能补,是补气药中极为重要的一味药材。但其补益作用与西洋参及党参还是有所不同的。黄芪补而兼升,这个升非常重要,是指黄芪能够升阳,所以对其功效的描述叫做补气升阳。因此,它对于气虚下陷者最为适合,常用于治疗气虚下陷导致的胃下垂、肾下垂、子宫脱垂、脱肛,以及气虚引起的崩漏,久泻等。此外,它对于气虚乏力、食少便溏有很好的治疗作用。黄芪能补卫气。卫气

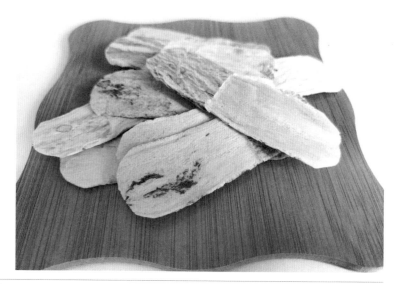

图 42　黄芪

是人体的保卫之气,卫气虚则机体防御功能下降,也就是免疫力下降。黄芪能够益卫固表,治疗气虚卫外不固之自汗、易于感冒等效佳。黄芪还能够利尿消肿,对于气虚所导致的水肿(如临床上看到的一些肾病出现的水肿),能够健脾制水以治本,利尿消肿以治标,起到标本兼治的作用。气能生血,黄芪能补气以生血,达到气血两补的目的,对于气血两虚、乏力气短、面色萎黄的患者较为适合。对于气血不足不能托毒外达所致疮疡难溃难腐难愈者,黄芪有很好的托毒敛疮作用。因此,它也被誉为"疮家圣药"。此外,黄芪还有行滞通痹的功效,对于气虚导致气血运行不畅引起的脑卒中后遗症之半身不遂、风湿痹证等,有很好的治疗作用。

但要注意的是,与其他补虚药类似,黄芪对于有实邪的患者、阴虚阳亢的患者都要慎用。

3. 黄芪的现代研究

黄芪的化学成分主要包括黄芪多糖、黄芪皂苷、黄酮类化合物。现代药理研究表明,黄芪具有增强免疫功能、抗衰老、抗辐射、降血糖、降血脂、抗肿瘤、保肝、抗病毒、促进造血功能、提高记忆功能等作用,并对血压有着双向调节的作用。它可广泛用于治疗消化系统、呼吸系统、循环系统、内分泌、血液系统以及外科疾病。

4. 黄芪的保健作用

《名医别录》记载，黄芪"主治妇人子脏风邪气，逐五脏间恶血，补丈夫虚损，五劳羸瘦，止渴，腹痛泻痢，益气，利阴气"。金元时期名医张元素指出："黄芪甘温纯阳，其用有五：补诸虚不足，一也；益元气，二也；壮脾胃，三也；去肌热，四也；排脓止痛，活血生血，内托阴疽，为疮家圣药，五也。"目前现代对于黄芪中的主要成分黄芪多糖的研究颇多，对于其在抗衰老、免疫调节以及抗癌机制等方面都有较深入的研究。结合古今研究可知，黄芪具有很好的保健功效。它对于现代人群因工作过度劳累等多种原因引起的免疫力低下、早衰有一定的效果，对于防止肿瘤的复发与转移也有一定的作用。

但金元四大家之一的朱震亨也提示我们在应用黄芪的时候要注意其适用人群："黄芪补元气，肥白而多汗者为宜，若面黑形实而瘦者服之，令人胸满。"因此，一般认为黄芪对于面色白且胖的气虚患者适宜，可直接用热水冲泡生黄芪代茶饮。面黑形实而瘦者多有阴虚，黄芪的补气升提作用对其来说不太适合，用后恐怕会伤阴。

5. 黄 芪 药 膳

芪归鸡汤

原料：黄芪 10 克，当归 5 克，鸡 1 只。

制作方法：将鸡洗净，切块，焯水后备用。黄芪、当归放入布包中，扎紧口。将沥干水的鸡块放入到隔水炖盅中，加入黄芪、当归布包，加入适量开水，炖盅外亦加开水。炖 1.5~2 小时，加适量食盐调味即可。食肉喝汤。

功效：鸡肉温补气血，与黄芪、当归同用，共奏补气养血之功。

适用人群：免疫力低下、容易疲劳又伴有气短、面色㿠白、清阳不升的气血两虚人群。

四十三、灵芝

1. 灵芝的由来

《说文解字》云:"芝,神草也"。灵芝(图43)确实一直以来在人们心目中有"神草"一般的地位,为《神农本草经》中的上品。在《神农本草经》中记载了六种灵芝,包括紫芝、赤芝、青芝、黄芝、白芝、黑芝。现在用的灵芝为多孔菌科真菌赤芝或紫芝的干燥子实体。《抱朴子·仙药》中有云:"赤者如珊瑚,白者如截肪,黑者如泽漆,青者如翠羽,黄者如紫金,而皆光明洞彻如坚冰也。"自古以来,灵芝都在名贵药材之列。同时在中药养生保健中,灵芝的声望也是很高的。其以子实体粗壮、肥厚、皮壳具有光泽的灵芝质量为佳。

2. 灵芝的传统功效

灵芝味甘,性平,归心、肺、肝、肾经,具有补气安神、止咳平喘的功效。灵芝味甘,能补气,其性平,补而不热,善于治疗气虚导致的虚劳短气、不思饮食。心藏神,因为心之气血不足,神自然浮越于外,导致心神不安诸证,灵芝味甘能补,入心经则能补养心经之气血,心之气血充足,心神自能安位,从而达到安心神的功效,可用于心气心血亏虚导致神不守舍引起的失眠、多梦、健忘、心神不安等症。灵芝又能入肺、肾经而补肺肾。肺肾不足,会出现虚喘的症状,灵芝能补益肺肾之气,肺肾不虚,则虚喘自止。

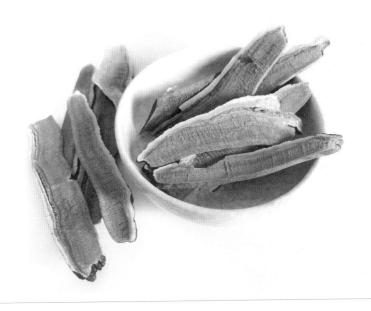

图 43　灵芝

3. 灵芝的现代研究

灵芝主要含有多糖类、三萜类、生物碱等成分。现代药理研究表明,灵芝具有抗肿瘤、提高机体免疫功能、抗衰老、保肝、降血糖、提高抗缺氧能力、增加心肌收缩力、增加冠状动脉血流量、抗放射线损害、延长睡眠时间、改善睡眠质量、提高学习记忆功能、镇静、镇痛、平喘、止咳、祛痰等作用。

4. 灵芝的保健作用

《神农本草经》云:"赤芝,一名丹芝。味苦平。主胸中结,益心气,补中,增智慧,不忘。久食,轻身不老,延年神仙。紫芝,一名木芝,味甘温。主耳聋,利关节,保神,益精气,坚筋骨,好颜色。久服,轻身不老延年。"李时珍谓其能"疗虚劳,治痔"。多糖类化合物是灵芝所含主要化学成分之一,灵芝多糖类具有免疫调节、抗肿瘤、降糖、降脂、抗氧化、抗衰老等作用。这与其中医功效补肺肾、益气功效基本一致。因此,在养生保健中,灵芝广泛用于提高免疫力,包括对肿瘤患者的增强免疫作用。同时也作为糖尿病患者、血脂异常患者以及老年人保健抗衰的常用药。我们对灵芝孢子粉再熟悉不过了。灵芝孢子,是灵芝的生殖细胞,也就是种子。大量研究发现,灵芝孢子粉能激活巨噬细胞的吞噬功能,对糖皮质激素有拮抗作用,从而达到较全面的增强免疫的作用。近些年在保健食品市场应用得更加广泛,主要功效为增强免疫力。因此,对于免疫力低下人群有一定的保健作用。

5. 灵 芝 药 膳

灵芝莲子百合粥

原料:灵芝 15 克,莲子 15 克,百合 15 克,大米 100 克,蜂蜜适量(糖尿病患者可不用)。

制作方法:将灵芝、莲子、百合和大米,一起放入容器内,煮至米熟,加入适量蜂蜜(糖尿病患者可不用),即可。

功效:补虚安神,增强免疫力。

适用人群:正气不足,肺肾两虚,工作劳累或年老体弱之免疫力低下的失眠患者。

四十四、天麻

1. 天麻的由来

天麻(图44),又名赤箭、定风草、离母、仙人脚、独摇,自动草,生长在深山峡谷之中,是珍贵的中药材。天麻的地上全株,单一直立,赤色,犹如箭杆,正好似"赤箭钻天",故名赤箭。天麻"有风不动,无风自摇",故名定风草。天麻这个植物很奇怪,生长习性独特,没有根,不能自己吸取营养,是靠一些真菌供给营养,如蜜环菌。早在晋代葛洪所著《抱朴子》中就已经记载天麻与蜜环菌关系:"此草为物,下根如芋魁,有游子十二枚,周环之。去大魁数尺,皆有细根如白发,虽相须而实不相连,但以气相属耳。"可见我国古代医家观察之细致。天麻在《神农本草经》中被列为上品。它为兰科植物天麻的干燥块茎,有"冬麻"和"春麻"之分。冬麻是在冬季茎枯时采挖,体重饱满,质地优良。而春麻是在春季发芽的时候采挖,体松,质地较差。唐代白居易《斋居》说:"香火多相对,荤腥久不尝。黄耆数匙粥,赤箭一瓯汤。"可见自古以来,天麻是日常饮食中常用的一味保健中药。其以色黄白、具有角质样、切面半透明者为佳。

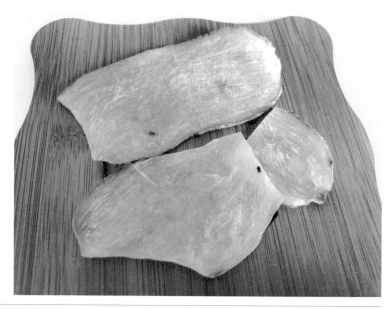

图 44　天麻

2. 天麻的传统功效

天麻味甘、性平,归肝经。因其主入肝经,其质润,其味甘,能针对肝阳上亢和肝风内动,起到平抑肝阳,息风止痉的功效。治疗肝阳上亢之头痛眩晕,为止眩晕头痛之良药。亦治疗肝风内动之惊痫抽搐,小儿惊风,破伤风等症,乃息风之要药。其药性平和,作用和缓,无论寒热虚实均能使用,适用范围很广,疗效甚佳。天麻还有祛风通络的功效,对于中风手足不遂,筋骨疼痛,风湿痹痛,肢体麻木,关节屈伸不利等有佳效。可见,天麻主治围绕着"风",称为"定风草"当之无愧。

3. 天麻的现代研究

天麻主要含有天麻素、天麻苷元、天麻多糖、多种氨基酸等多种成分。现代药理研究表明,天麻具有镇静催眠、抗惊厥、抗眩晕、改善学习记忆、保护神经元、抗抑郁、增强免疫、降血压、保护心肌细胞、抗凝血、抗血栓、扩张血管、抗血小板聚集、抗缺氧、抗氧化、抗衰老等作用。

4. 天麻的保健作用

《神农本草经》记载，天麻"杀鬼精物，蛊毒恶气，久服益气力，长阴肥健"。《开宝本草》指出，天麻"主诸风湿痹，四肢拘挛，小儿风痫惊气，利腰膝，强筋力，久服益气，轻身长年"。甄权言其能治"语多恍惚，善惊失志"。古籍主要谈到天麻具有两方面作用：一个是祛内外风；另一个就是补益的作用。而现代中药学并没有把补益作用纳入其中。近年来的临床研究中发现，天麻在阿尔茨海默病等神经内科疾病的治疗方面有很好的疗效，天麻在改善学习记忆、抗衰老方面的作用得到了广泛的重视。这也从一个侧面证实了天麻的补益作用。总之，天麻对于老年人的保健尤为适宜。此外对于用脑过度的人群也有较好的保健作用。

5. 天 麻 药 膳

天麻核桃乌鸡汤

原料：天麻 100 克，核桃 50 克，乌鸡 1 只，葱、姜少许，盐适量。

制作方法：如果采用新鲜天麻，可直接洗净切厚片；如是药店买的干天麻，需要提前一天用水泡软，第二天切厚片。乌鸡洗净，焯水，捞出备用。将焯好的乌鸡与天麻、核桃、葱、姜一起放入砂锅中，加适量水，大火煮沸，转小火慢炖；约 2~3 小时，起锅前放少许盐即可。吃肉喝汤。

功效：补虚健脑。

适用人群：正气不足、用脑过度之记忆力减退的人群。